MW01617010

Daniel Meurois

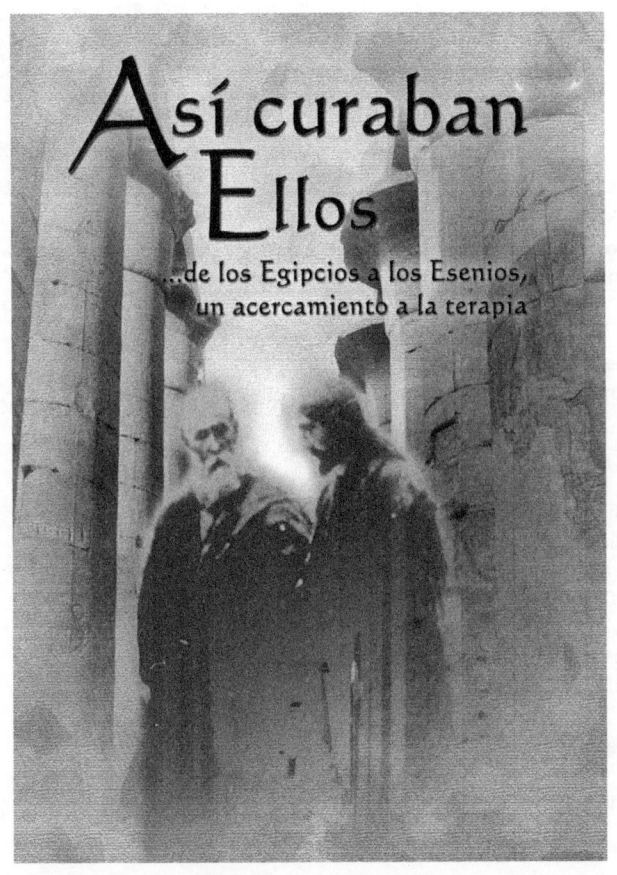

Así curaban Ellos

...de los Egipcios a los Esenios,
un acercamiento a la terapia

EDICIONES
Isthar  Luna-Sol
«Libros con Estrella»

Querido Lector dispone de más obras de Daniel Meurois, sus cursos, seminarios y todo nuestro catálogo en:

Ediciones Isthar Luna-Sol
[w] www.istharlunasol.com
[c] info@istharlunasol.com
[t] +34 696 575 444

Titulo original: Ainsi soignaient-ils
© **Traducción**: Equipo Isthar Luna-Sol

Primera edición: junio 2011
Segunda edición: julio 2014

© Ediciones Le Passe-Monde - 3er trimestre 2008
© Ediciones Isthar Luna-Sol - 2011
Calle albahaca 17,
45340 Ontígola - TOLEDO (ESPAÑA)

Deposito legal: M-24751-2011
ISBN: 978-84-938372-4-2

Impreso en España

Diseño cubierta y maquetación: oak.bonac@gmail.com

A Marie Johanne,
cuyas manos curan
y cuya memoria es tan viva...

PRÓLOGO

He dudado durante mucho tiempo antes de comenzar la redacción de este libro. Tras la aparición, hace varios años, de "Vestidos de Luz" [1], pensaba que había completado mi aportación personal en la difusión ante el gran público de un método diferente de aproximación a la enfermedad y a su tratamiento. La lectura del aura constituía la base del mismo. Evidentemente, las cosas han evolucionado enormemente desde entonces. Se han llevado a cabo numerosas investigaciones y muchas puertas se han abierto, tanto a nivel colectivo como individual.

En este amplio movimiento de reflexión y de experimentación, yo mismo he sido llevado a investigar mucho más en profundidad el ámbito de la estructura energética del cuerpo humano.

A lo largo de los años, mis percepciones se han agudizado, las informaciones han fluido y me he encontrado con un conjunto de conocimientos nuevos que han venido a nutrir sin cesar otro acercamiento a ese equilibrio que llamamos salud.

Sin embargo, consideraba que debía limitar la difusión a un pequeño número de personas cercanas, ya que mi investigación se efectuó en el seno de un gran movimiento de interés por las llamadas terapias alternativas, ¡un interés tan grande que pronto hubo más

1   Publicado en francés con el título "Les Robes de Lumière" por Ediciones Le Perséa, será de próxima publicación en español por Ediciones Isthar Luna-Sol.

terapeutas que enfermos! Todos los entusiasmos tienen su exceso... y no deseaba alimentar lo que se estaba convirtiendo en una moda.

Si hoy mi posición ha cambiado es porque me parece que, afortunadamente, hemos pasado a otra etapa. La de una selección, una digestión de la información y, en consecuencia, una maduración. Así, verdaderos terapeutas se han separado de la corriente, capaces de acompañar al ser humano en las profundidades de su salud global.

Cuando digo "verdaderos terapeutas", pienso en aquellos que ejercen o que enseñan –a menudo ambas cosas a la vez– más allá de toda relación de poder, de todo integrismo, pero con competencia, honestidad, pasión y compasión.

Para ellos me he decidido finalmente a redactar estas páginas. Para ellos y para todos aquellos a los que llamo "sinceros aprendices de la vida", es decir, aquellos que, sin denominarse terapeutas, aspiran a conocerse un poco más a sí mismos, buscando modestamente hacer el mayor bien posible en su entorno. Evidentemente, estos últimos son los más numerosos, lo que explica por qué retomo ciertas nociones básicas.

El libro que os presento aquí es desde luego un libro de trabajo, de método, pero ante todo es libro de actitud del corazón y del alma. En ese sentido, puede dirigirse a todo ser humano que desee sencillamente crecer aproximándose algo más al asombroso matrimonio entre lo sutil y lo denso.

¿De dónde proceden mis informaciones? De la misma fuente que ha generado mis obras precedentes. De mi capacidad natural para franquear las fronteras entre los mundos. Una capacidad que no ha hecho más que incrementarse con la integración de una constatación principal: somos ante todos seres vibratorios... Lo que significa, en definitiva, que nuestra existencia es real sobre varios niveles simultáneos que interfieren constantemente unos sobre otros. Lo que significa también que lo sutil preexiste a lo denso y que la línea que los separa se muestra de una extraordinaria porosidad.

Centrarse en la salud total del ser y esforzarse en mantenerla en equilibrio presupone, en consecuencia, tener presente de forma permanente el sentido de su unidad a través de la percepción de su multidimensionalidad. En esta dirección es en la que se propone ir "Así curaban ellos".

Se reconocerá que desarrollar semejante visión e integrarla en una práctica terapéutica representa el trabajo de toda una vida. Por tanto, este libro no pretende ser otra cosa que una etapa suplementaria en una tentativa de comprensión global del funcionamiento de nuestro cuerpo.

Su originalidad, y es por ello por lo que finalmente me decidido a redactarlo, reside sin duda en el hecho de que restituye lo más fielmente posible ciertas prácticas que fueron de uso habitual hace varios miles de años en los márgenes de la cuenca mediterránea.

Hago alusión especialmente a la civilización egipcia de la época Amarniense –bajo el faraón Akhenatón– así como a la tradición terapéutica esenia que fue su heredera directa.

Nos equivocaríamos totalmente si considerásemos los conocimientos de aquellos tiempos antiguos como una colección de supersticiones que pudieran provocar una sonrisa. En efecto, muchas de las prácticas de aquellas épocas coinciden de forma sorprendente con ciertos elementos de comprensión de la llamada medicina holística de hoy.

A la luz de mis investigaciones en el pasado y de mis propias experiencias, no puedo sino volver a constatar una vez más que nuestras prácticas actuales no son verdaderos descubrimientos en el sentido original del término. Son redescubrimientos de verdades fundamentales relativas al cuerpo humano. Hoy día solo resurgen bajo otros esquemas de referencias diferentes a los utilizados en otros tiempos.

Creo firmemente que ninguna medicina debería excluir otra. La sabiduría consiste en saber manejar cada una de ellas de forma inteligente, aceptando que todas pueden participar en la elaboración de un conjunto coherente.

Por tanto, es con este espíritu con el que os entrego el método de trabajo que sigue. No buscando crear o alimentar una Escuela más, sino con la esperanza de ampliar el campo del pensamiento humano proporcionando a nuestras manos y a nuestro corazón algunas herramientas suplementarias.

¡Buena reflexión y buena práctica!

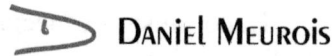 Daniel Meurois

PRIMERA PARTE

1

Una mirada sagrada

1) En otro tiempo...

A lo largo de mis numerosas investigaciones en lo que hoy se ha dado en llamar la "biblioteca akáshica", he tenido ocasión de entrar en contacto a menudo con Centros de terapias.

Tanto en el Egipto del faraón Akhenatón como en la Palestina de las comunidades esenias, siempre me ha sorprendido constatar que esos Centros estaban lejos de ser solo simple hospitales o dispensarios.

En esos tiempos que nos parecen más remotos de lo que son en realidad, las nociones de salud y de enfermedad estaban necesariamente vinculadas –debería decir encadenadas– a la dimensión sagrada del ser humano.

El cuerpo no era considerado como un mecanismo terrestre perfeccionado. Se le consideraba en primer lugar la parte tangible de un Todo que hundía sus raíces en un universo celeste inconmensurable, el universo de lo Divino.

Lo físico –lo palpable– era pues abordado como eslabón final de cadena de la Creación. La materia densa representaba el primer peldaño de la escalera por la

que correspondía al hombre volver a subir hasta el sutil
Océano de las Causas.

Todo terapeuta maestro de su arte sabía también
que tenía que subir lo más alto posible a lo largo de
esa escalera para identificar el o los orígenes de una
enfermedad para poder neutralizarla.

Ya que al ser humano se le percibía como un árbol
con raíces ante todo celestes, no podía permitirse alcanzar
su equilibrio de cualquier madera o en cualquier lugar.

Por eso la mayoría de los Centros de cuidados
eran también templos. Todo se ordenaba entorno a la
dimensión sagrada del ser. Por otro lado, no era raro que
se les diera el nombre de Casas de Vida y que estuvieran
estrechamente ligados a lugares de iniciación, es decir,
que fueran lugares de pasaje, en todos los sentidos del
término. Por tanto, no se podía llegar a ser terapeuta sin
previamente ser sacerdote, o, dicho de otro modo, sin
haber consagrado el tiempo suficiente a una auténtica
reflexión metafísica.

Tal formación llegaba de forma natural a una toma
de altura que hacía que la muerte no fuera percibida
como algo opuesto a la vida, no más que la enfermedad
lo estaba a la salud. Salud, enfermedad y muerte se
percibían como diferentes fases de la metamorfosis de
una gran Corriente de Vida en perpetuo movimiento.
Fases cuyas múltiples manifestaciones no tenían en
definitiva más que un gran y sublime objetivo: la
maduración de la conciencia y su depuración de cara a
una felicidad futura.

Por tanto, contrariamente a las apariencias, se
enseñaba que nada se oponía a nada. La muerte no
suponía la derrota de la vida y la enfermedad traducía

simplemente una falta de diálogo armonioso entre el alma y el cuerpo.

Partiendo de estas evidencias, las distintas Escuelas de terapeutas siempre han procurado operar en un entorno que tuviera en cuenta el carácter eminentemente sagrado del Océano de Vida en el que nos bañamos... y que nos atraviesa en cada instante.

Mi intención no es desde luego defender aquí la restauración de ese sistema en el que se mezclaban sacerdotes, templos y terapias. Aunque tuvo su grandeza y su belleza, también generó muchos excesos y aberraciones. Si lo evoco ahora es ante todo para llamar la atención sobre la insensibilidad y la desacralización que se ha apoderado de nuestros sistemas de curación.

¿Qué hospital o qué consultorio puede decir honestamente que es un lugar sagrado? ¿Cuántos médicos o profesionales médicos tienen la sensación de ir a trabajar cada mañana, con felicidad, a un lugar en el que se respira la esperanza de la curación? Sin duda muy pocos.

¿Qué enfermo puede dejarse llevar y hablar de su alma a un técnico que maneja una máquina que va a "cortar" su cuerpo?

Por tanto, mi objetivo será simplemente tomar del pasado lo mejor que este tiene que enseñarnos: su visión luminosa de Lo que somos y su búsqueda de un entorno donde la belleza y la dulzura jueguen también su papel sanador.

2) Las condiciones previas.

a) El santuario

Sí, atrevámonos con la expresión, creemos un santuario. Un santuario que no estará vinculado con ningún dogma, el santuario donde todo sea posible, un espacio de suave luz y de libertad. Ya que es así como debe ser todo lugar que pretenda participar en la restauración de la armonía entre el cuerpo y el alma.

Por tanto, nuestra sala de terapia se concebirá como un lugar en el que nos sentiremos profundamente en nuestra casa, un lugar que tenga los colores de nuestra alma, por supuesto, pero también suficientemente neutro como para estar en armonía con los matices del corazón de todos los que penetrarán en ella.

Conforme a las reglas egipcias y esenias, lo ideal es que impere cierta sobriedad. Todos los objetos, utilitarios o simbólicos que puedan colocarse serán elegidos en primer lugar en función de su pureza y de su estética. Es importante comprender que se convertirán en puentes a su manera, puntos de referencia y de concentración que el paciente tendrá que volver a encontrar con felicidad en cada una de sus visitas.

No olvidemos que un símbolo es una presencia viva unida a un arquetipo y que una luz situada correctamente puede favorecer el estado de conciencia que se relaciona con ella. Del mismo modo, un incienso bien elegido facilitará la puesta en resonancia del ser con lo que va a recibir. Comprenderéis sin dificultad que todo esto concierne tanto al terapeuta como a aquel al que se dirigen los cuidados.

Un verdadero santuario sugiere un espacio fuera del

tiempo, un paréntesis que permite un diálogo íntimo, tanto horizontal como vertical. El ser humano es llamado a comunicarse con la Divinidad no solo de manera receptiva sino también emisora.

Cuanto más transmita la simple belleza de un santuario la imagen de un puente, más fácilmente podrán el terapeuta y el enfermo desplazarse por las orillas de sus respectivas dimensiones propias.

Recordemos que lo bello no solo es un placer para el ojo sino que es, primeramente y ante todo, una caricia para el alma, un elixir que la hace abrirse dulcemente...

b) *El ritual de los solsticios*

Todas las grandes tradiciones están de acuerdo en un punto: no hay un santuario real sin consagración del mismo. ¿Pero qué es exactamente una consagración? En primer lugar, es un gesto natural. El de una ofrenda. Ofrenda a Lo que nos sobrepasa, a Lo que nos atraviesa y nos empuja a amar. Es una dedicatoria absoluta a la Vida.

En este sentido, no es necesario remitirse a una ninguna fe en particular para consagrar un lugar y trazar así el contorno sagrado de su espacio. El corazón humano es un lugar perfecto de unión entre lo que se ha dado en llamar lo Alto y lo Bajo; basta que el corazón del terapeuta sea puro, que ame... y que sea alegre para que la consagración sea efectiva.

El faraón Akhenatón consideraba que el verdadero estado de sacerdocio era de hecho un estado de maestría. Maestría en alineamiento de nuestros diferentes mundos interiores, maestría a la que todo ser humano puede aspirar, incluso fuera de un contexto religioso, y que

puede experimentar de forma espontánea durante
instantes privilegiados.

Es desde este espíritu, abierto y no dogmático, en
el que os comunico el breve ritual que sigue. Se trata
de un sencillo ritual que comenzó a estar vigente al
final del reinado de Akhenatón y que fue retomado
posteriormente, especialmente para la consagración
de los bethsaids esenios. Se repetía dos veces por año,
en cada uno de los solsticios. Para el terapeuta, era la
ocasión de renovar su pacto de amor, su alianza con la
Divinidad, asegurando la purificación de su lugar de
trabajo.

He aquí cómo proceder:

– La víspera del solsticio depositad una buena pizca
  de sal de mar en los ángulos de vuestra sala de
  cuidados. Esta sal tendrá por efecto la aspiración,
  la absorción y la disolución de eventuales energías
  residuales de la dimensión etérica de vuestra sala.

– El mismo día, con ayuda de un buen incienso
  (por ejemplo, el incienso terapéutico de la
  tradición tibetana) o de un pequeño paquete de
  salvia desecada, dad la vuelta a la sala tres veces,
  respetando el sentido de las agujas del reloj.

– Repetid después estas tres vueltas con una pluma en
  la mano. Con la ayuda de esta pluma iréis trazando
  signos. Los egipcios, e igualmente los esenios,
  utilizaban el signo de la cruz ansada, hoy llamada
  cruz de la vida egipcia, símbolo de fecundidad y de
  equilibrio. Sin embargo, podéis hacer el signo de

la cruz crística si lo preferís, o cualquier otro alto símbolo que sea más cercano a vuestra sensibilidad personal.

El principio consiste en hacer descender una huella energética en la contraparte etérica de vuestra sala de trabajo. Por su constitución, la pluma ha sido siempre considerada como un potente captador de energía sutil. Por ello, lo ideal es que utilicéis una que sea de un buen tamaño. (Una pluma de oca puede servir perfectamente)

– La fase siguiente de vuestra consagración consiste en encender una llama en el centro de la habitación. En otro tiempo, se encendía la de una lámpara de aceite o de alcanfor, aunque evidentemente hoy se preferirá la de una vela, más sencilla de manejar.

– Sentaros delante de la llama. Tras un instante de recentraje personal, pasaréis rápidamente vuestras dos manos abiertas por encima, y con el mismo movimiento, rozaréis la parte superior de vuestra cabeza con ambas palmas. Se trata de un movimiento de delante hacia atrás que debe repetirse tres veces.

Su función es la de purificar la naturaleza etérica de vuestra propia aura por una puesta en resonancia vibratoria con la contraparte sutil del elemento Fuego. No veáis en él simplemente un símbolo bonito, realidad estos gestos en comunión real con el espíritu del Fuego.

– Llega ahora la fase de la oración o de la gran invocación. Aquí también debéis dejaros llevar por vuestro corazón y por vuestra propia sensibilidad. Os aconsejo vivamente el himno que sigue, ya que reviste un carácter universal. Este himno fue creado por el colegio de terapeutas que trabajaba en el entorno inmediato de Akhenatón.

"Oh Tú, Sol de lo Increado,
Bendice y consagra este lugar
No como un lugar de poder,
Sino como un punto de equilibrio,
De reparación, de consolación y de justicia.
Oh Tú, Sol de lo Increado,
Habita este cuerpo y este corazón,
Estas manos y esta boca
No como tus solos servidores
Sino como tu templo perfecto".

– Se concluirá la consagración con un tiempo de meditación. Aunque, evidentemente, todas las fases de este pequeño ritual deben realizarse en plena conciencia, es decir, en una atmósfera meditativa.
Es inútil precisar que tal práctica no tiene nada que ver con una labor mecánica a la que hubiera de realizarse solo por "hacerlo bien"… La conciencia del que consagra su santuario tiene por misión conectarse a la Fuente divina con el fin de trabajar en simbiosis con el lugar y lo que representa.

c) La ropa del terapeuta

Entre los antiguos a los que nos referimos aquí, la indumentaria tenía una importancia esencial. Esta debía reflejar la imagen de la pureza con la que querían trabajar. Creaban esta imagen tanto para su propia persona como para aquellos a los que sanaban. Tal como la decoración de su santuario de terapias, consideraban su vestimenta como un punto de referencia. Punto de referencia mental y afectivo que podían necesitar sus enfermos a lo largo de su evolución hacia la curación esperada.

Sin duda, no se trata hoy día de adoptar una postura tan sistemática en lo que concierne a la indumentaria, ya que los tiempos son diferentes. Todos sabemos que el hábito no hace al monje y que ya ha pasado la época en la que había que llevar un vestido de un color determinado para ser creíble. Sin embargo, si trato este tema, es porque me parece menos secundario y con mayor importancia de lo que parece.

Es el concepto de punto de referencia el que considero importante. La mayor parte de la gente que realmente sufre vive en una especie de dispersión, sea a nivel de sus fuerzas vitales, sea a nivel de su ser interior, sea en ambos planos a la vez. Por tanto, el hecho de que puedan conservar una imagen estable y unificada de su terapeuta puede constituir una ayuda suplementaria para la concentración y el recentraje que normalmente necesitan.

Es evidente que la calidad de una terapia no está sistemáticamente condicionada por las consideraciones de orden visual de las que hablamos aquí. Sin embargo, el modo en que un cuidado es acogido, las condiciones de su recepción, constituyen factores que sin duda no hay que descuidar. La imagen que da de sí mismo un terapeuta puede a veces influenciar, inconscientemente, en la amplitud de la apertura de puertas para las que su terapia va a ser recibida.

Cuando la armonía se convierte en un signo de concentración, termina por aumentar el impacto de una técnica.

Para concluir con lo que se acaba de decir, me parece importante añadir que no se trata de "montar todo el número", como se suele decir, entorno a algunas nociones de orden ritual y estético.

Lo ideal, en mi opinión, sería poder seguir los consejos enumerados, vivir el aspecto sagrado, permaneciendo en la sobriedad, la simplicidad y la discreción. Estas tres cualidades evitan la excesiva seriedad, el petrificarse en ciertos esquemas, y son finalmente indisociables de un verdadero trabajo "en amor".

II

El alineamiento del terapeuta

1) Sanar, un estado de espíritu

Aunque este libro se presenta como método de trabajo, y aunque reúne cierto número de prácticas terapéuticas, no pretende en ningún caso ser una técnica en el sentido aséptico del término.

Los ejercicios que encontraréis descritos aquí serán de poca eficacia si son entendidos y aplicados como simples recetas. En realidad, solo representan la parte aparente o emergente de Lo que va a ayudar al otro. Quiero decir que la tecnicidad solo será la última rueda del vehículo con el que vamos a movernos.

En efecto, no basta con poder colgar un diploma ni de acumular cierto número de conocimientos mentales y mecánicos para convertirse súbitamente en terapeuta. Este calificativo habla necesariamente de una calidad del ser y de una dimensión del corazón que no tienen nada que ver con nada opcional...

Los estudiantes terapeutas de Egipto y de la fraternidad esenia no se reclutaban en primer lugar entre los que se mostraban capaces de absorber pura y simplemente un conocimiento. Eran observados durante largos meses, a veces durante años, con el fin de comprobar su humanidad profunda y su resplandor.

La facultad de escucha y el carisma eran las primeras cualidades buscadas por los instructores que tenían por misión escogerles y formarles.

La cualidad de terapeuta es el resultado en primer lugar de un estado de espíritu. Al escribir estas palabras, soy consciente de que tal afirmación puede parecer evidente, pero por experiencia soy igualmente consciente de que algunas evidencias son tan banalizadas que es necesario recordarlas.

Cuando hablamos de estado de espíritu, nos situamos, por definición, más allá de estado del alma, es decir, más allá de las posibles fluctuaciones de nuestros humores, de nuestras emociones, y por tanto de los azares de nuestra vida personal.

Desde esta óptica, *el espíritu* al que nos referimos constantemente corresponde a lo que los orientales llaman *Atman*, el diamante absoluto de nuestra Conciencia. Se trata de la Esencia de nuestro ser, de Lo que en nosotros no puede ser ensuciado, no puede ser herido. Hablamos de la parte más virginal y más potente de nosotros mismos, de La parte que está, por naturaleza, en contacto estrecho y permanente con la Realidad divina.

Con este espacio abierto en el Infinito es con el que nuestro santuario de terapias tenderá a ponernos en resonancia.

Desde esta orientación interior, las terapias nunca son una realización desde el ego del terapeuta. Este se convierte solo en el intermediario entre las dimensiones de lo Sutil y nuestro plan de existencia terrestre. Esto significa que la curación propiamente no le pertenece. No manifiesta su desafío personal ya que no está en guerra contra nada. No combate, sino que se esfuerza en pacificar, en restablecer los vínculos cortados y en restaurar los puentes por los que las corrientes vitales podrán de nuevo jugar su papel.

Cuando comprendemos el significado de todo ello, estamos obligados a admitir que es la mirada global del terapeuta sobre sí mismo y sobre la vida la que debe permanecer vigilante en el sentido de una búsqueda permanente de la verdad.

En el frontón de ciertas Casas de Vida egipcias se podía leer la siguiente inscripción: *Ofrecemos lo que somos.* Esto mostraba que se buscaba ante todo la transparencia y que solo la fluidez del ser del terapeuta permitía que cierta luz sanadora se expandiera a través de él. Partiendo de esto, debe comprenderse que la intensidad de una terapia de naturaleza energética es proporcional a la humildad, en el sentido noble del término, con la que sea dispensado.

Del mismo modo, la destreza de ciertos terapeutas esenios resultaba en primer lugar de un estado de Servicio incompatible con toda idea de dominación de cualquier vibración. En realidad, la verdadera destreza es radicalmente ajena al concepto de dominación. Dominar es someter, mientras que tener destreza significa entrar en una comprensión íntima global y adquirir así la altura necesaria para alcanzar el objetivo buscado.

2) ¿Probar?

En este estado de espíritu, la idea de tener que probar algo no debería ni siquiera ocurrírsele al terapeuta. Personalmente, recuerdo una anécdota en relación con la personalidad del Maestro Jesús. Este provenía directamente de la comunidad esenia de Palestina[1].

Le llamaron para que fuera al lecho de una mujer que sufría desde hacía días fuertes dolores abdominales. Cuando le rogaron que interviniera, sencillamente posó las manos sobre el vientre de la enferma y después se marchó. Esa noche, preguntó por el estado de la mujer que había curado.

— Vuelve a estar bien, todo dolor ha desaparecido –le respondieron–, pero algunos dicen que fue la decocción de plantas que bebió un poco antes de tu llegada la que la ha curado...

— ¿Y bien? –dijo el Maestro, mientras su discípulo permanecía desconcertado ante tal actitud de indiferencia.

— ¿Y bien? –volvió a decir de nuevo con un tono más bien divertido– ¿No me has dicho que estaba curada? Eso me basta.

Esta anécdota ilustra muy bien por sí misma un nivel de conciencia que merece reflexión. Hoy día vivimos en una sociedad en la que cada uno es educado con el reflejo de tener que probar constantemente su propio valor, su propio éxito. La noción de resultado está igualmente omnipresente, convirtiéndose poco a poco en un veneno para el alma y para el cuerpo.

Evidentemente, es legítimo que un terapeuta trabaje con la esperanza de un éxito, y tampoco sería coherente que se desentienda de todo mostrando un perfil demasiado bajo. La falsa humildad es un defecto comparable al de la pretensión.

....

1   Ver "El Otro Rostro de Jesús" de Anne y Daniel Meurois-Givaudan; "Las Primeras Enseñanzas del Cristo" y "El Método del Maestro" del mismo autor.

Pero lo que nos enseña la anécdota que acabo de relatar es la vanidad de una reivindicación. Nunca se debería entrar en conflicto cuando se trata de la salud de un ser humano. A nivel personal, a un verdadero terapeuta no le importa cuál haya sido el método que haya puesto fin a un sufrimiento. Su satisfacción nace en primer lugar del bienestar del que ha curado, que no es "su" enfermo...

¡En el ámbito que aquí nos concierne, no hay palmarés que "conseguir"!

Refiriéndome constantemente a esta actitud ideal, os invito a avanzar un poco más...

3) Ejercicios Preparatorios: *La dilatación de los nadis*

La red de nadis del cuerpo humano es comparable, en su globalidad, a una red sanguínea o nerviosa. A través de ella, la fuerza vital que llamamos *prana* irriga el organismo etérico. Algunos nadis son comparables a ríos principales, otros a afluentes, y otros a arroyos. Un cuerpo se estructura a partir de su mapa, o de su trama, conjugada con la de los chakras. Por tanto, su existencia es anterior a la del cuerpo. Por ello es esencial para un terapeuta mantener en buen estado su propia red de nadis.

La correa de transmisión que esta representa durante una terapia exige que la mantengamos en buen estado de forma regular. El ejercicio siguiente será análogo a un "dragado de los aluviones en una vía fluvial". Tiene el efecto de una limpieza, e incluso el de un desincrustado.

A lo largo de sus múltiples actividades nuestro cuerpo produce residuos, algunos de los cuales se instalan precisamente a lo largo de los nadis, tal como las grasas se depositan de forma progresiva y en exceso en la pared de nuestras arterias si tenemos un mal hábito alimentario.

Los residuos que conciernen a nuestra red de nadis son esencialmente de orden psíquico y respiratorio. En otras palabras, es la naturaleza de nuestros pensamientos y la forma en que respiramos las que las generan. Expresado de otra forma, es la calidad y la cantidad del prana que invitamos a circular por nuestros nadis lo que hace que estos estén bien irrigados o, al contrario, que se atasquen y se estanquen.

En resumen, la dilatación de nuestro sistema de circulación energética es capital si queremos que el prana juegue su papel reparador, constructor y transmisor. He aquí cómo proceder una vez que os hayáis otorgado el tiempo necesario para tomar conciencia de vuestro cuerpo como un árbol cuyas raíces se hundieran profundamente en el suelo. (Recomendación indispensable para todos los ejercicios que siguen)

Ejercicio 1

- Invitad a una Presencia de Luz a que acaricie vuestro chakra coronal.

- Haced una inspiración corta, invitando interiormente a un punto luminoso a descender desde la parte superior de vuestro cráneo hasta el punto medio que hay entre los ojos, a nivel de vuestro sexto chakra. Después espirad dulcemente y haced subir el punto luminoso a la parte superior de vuestro cráneo.

– Iniciad una segunda inspiración, idéntica a la primera, pero dejando descender el punto luminoso hasta vuestro quinto chakra, en la región de vuestra garganta. Espirad...

– Continuad de este modo con otras cuatro inspiraciones y espiraciones, de modo que vuestro punto luminoso alcance todos vuestros chakras, hasta el primero.

No olvidéis que cada movimiento de inspiración y espiración deberá realizarse con dulzura, sin tensión, pero con un máximo de conciencia en cuanto a la naturaleza del punto luminoso que vendrá a "barreros".

En realidad, se trata más de la percepción interior de una Presencia luminosa descendiendo progresivamente a lo largo de vuestro eje vertical que de su estricta visualización. Por tanto, no es un trabajo de imaginación sino de conexión íntima con una realidad que se produce de manera efectiva.

Hay que precisar que no es necesario orientar la percepción del punto luminoso en el sentido de un ascenso hacia la cima de nuestro cráneo en cada espiración. Es preferible soltar.

Más adelante, cuando se domine este ejercicio, es decir, cuando podáis realizarlo con facilidad, os aconsejaría practicarlo remplazando el punto luminoso por una columna de luz que operará el mismo trabajo de limpieza desde arriba hacia abajo.

Idealmente, este ejercicio debe repetirse siete veces seguidas. Digo idealmente porque ante todo corresponde a cada uno no forzar nada en sí mismo, sino respetar su propio ritmo.

Su práctica puede ser a diario pero desaconsejo repetirla en su totalidad más de una vez al día. No se avanza más rápido con sobre-limpiezas o con sobredosis. Al contrario, de ese modo con frecuencia se producen molestias físicas.

Ejercicio 2

– Posad vuestras manos sobre vuestras rodillas, con las palmas hacia arriba, y situad vuestra conciencia durante algunos instantes en el centro de vuestro pecho.

– Intentad percibir el sol de vuestro chakra cardiaco. Podréis sentir su presencia como un frescor primaveral...

– Desde el centro de ese sol, dejad que gire desplegándose una espiral luminosa que irradiará sobre todo vuestro pecho. Esta espiral será aplanada y girará en vertical y en sentido de las agujas del reloj desde la caja torácica.

– Inspirando, invitad a esta espiral a girar lentamente en el sentido de las agujas del reloj.

– Cuando vuestros pulmones estén llenos, espirad dulcemente, percibiendo cómo la espiral gira en el sentido inverso de las agujas del reloj.

Repetid este ciclo idealmente ocho veces seguidas.

Como el anterior, este ejercicio no debe practicarse en su totalidad más de una vez al día, bien como complemento del primero, o bien alternándolo con el mismo, según el bienestar interior que sintáis. Este bienestar interior es un barómetro que tendréis que consultar constantemente.

Solo podemos instalarnos en una práctica si nos acoplamos de forma armoniosa con la misma.

Si se manifestaran ciertas molestias al principio – por ejemplo mareos o dolores de cabeza– no hay que inquietarse. Generalmente son debidas al "desbloqueo" de puertas energéticas creadas por un aporte inhabitual de prana en el organismo. Deberían desaparecer por sí mismas perseverando un poco y dosificando la frecuencia de los ejercicios.

Ejercicio 3

El Método del Maestro

Por último, he aquí una práctica completa, bajo la forma de una serie de ejercicios. Esta fue enseñada por el Cristo a un círculo limitado de discípulos. Sin duda es la primera vez que, desde hace dos mil años, es difundida a un público amplio[1].

Se dirige no solamente a los estudiantes de terapias energéticas sino también a todas las personas que desean emprender una limpieza en profundidad de su red de

....

1   Ver "El Método del Maestro", del mismo autor.

nadis, desarrollando de forma armoniosa el conjunto de sus chakras.

Sin embargo, su aspecto complejo y su potencia me hacen recomendarlo en un principio a los que ya estén familiarizados con técnicas de respiración y de visualización.

Esta práctica se compone de ocho fases principales. Aconsejo vivamente dejar una fase y pasar a la siguiente solo cuando esta haya sido bien asimilada, es decir, cuando sepamos vivirla con fluidez y sin molestia alguna.

El Cristo hacía practicar cada ejercicio durante siete días consecutivos. La totalidad de la serie de ejercicios ocupaba por tanto ocho semanas.

Al final de estas ocho semanas, hacía que sus discípulos realizaran la serie completa a lo largo de ocho días (el primer ejercicio el primer día, y así sucesivamente...) Si alguno de sus discípulos sentía alguna dificultad en la puesta en práctica de alguna de las ocho fases (incomodidad, malestar, etc...) le indicaba que se saltara el ejercicio de forma momentánea para no forzar nada en él y le aconsejaba pasar al ejercicio siguiente, como si no pasara nada, sobre todo no haciendo que su dificultad se convirtiera en un problema.

En cambio, aconsejaba comenzar una reflexión sobre la zona que había provocado la incomodidad, la reacción emocional o el malestar. Tal reflexión se orientaba sobre el carácter simbólico de la zona en cuestión. En ningún caso debía ser de naturaleza polémica o dualista, sino mostrarse más bien meditativa.

De manera general, la noción de resultado era absolutamente excluida de toda práctica. No había nada que demostrar, ni nadie a quien hacerlo, y la facilidad con la que un discípulo "circulaba" de un ejercicio a otro no era en absoluto percibida por el Maestro como una prueba de su mayor madurez espiritual.

Un buen técnico no necesariamente comprende mejor que otro la esencia profunda de Lo que pone en movimiento.

Del mismo modo, todos los maestros de meditación saben que los ejercicios que enseñan son solo instrumentos temporales. Nunca impedirán que un corazón permanezca seco, ya que la compasión es el fruto de un alma que llega a entrar en la "quinta estación", es decir, que accede a otro modo de funcionamiento.

Si comparamos el conjunto del ser con la bombilla eléctrica de mejor calidad y más sofisticada que exista, ¿para qué serviría esta bombilla si no está conectada a una fuente de energía adecuada? Será una promesa no cumplida, nada más.

He aquí el conjunto de esta práctica tal como era enseñada por el Cristo. Idealmente, cada ejercicio solo debería ser realizado estando instalados de manera cómoda sobre el suelo.

a) *Purificación del chakra base*

- Colocad ambas manos sobre las rodillas, con las palmas hacia abajo.

- Situad vuestra atención en la base de vuestro cuerpo y tratad de percibir en ella raíces que se hunden en el suelo, como si fueseis un árbol. Mantened esta actitud interior hasta que percibáis una especie de pesadez, acompañada de la sensación de hundiros en el suelo o, al menos, uniros a él.

– Llevad ahora vuestra atención por encima de vuestro cráneo, y sentid ahí la presencia de una bella bola de luz blanca. Invitadla a descender lentamente en vosotros hasta inundar vuestro chakra base.

– Inspirad tranquilamente por la nariz visualizando una serpentina luminosa enroscada en la base de vuestro cuerpo. Haced que gire mientras espiráis (observad que la flecha indica el sentido de este giro).

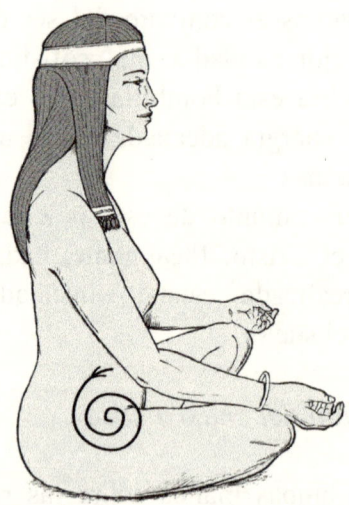

Practicad siete inspiraciones y sendas espiraciones de este tipo respirando libremente entre cada una de ellas.

b) *Purificación del segundo chakra*

– Colocad vuestra mano izquierda sobre vuestra rodilla izquierda, con la palma hacia abajo, y situad la mano derecha sobre vuestro segundo chakra.

– Dejad que vuestra conciencia descienda por la espalda hasta la base de vuestro cuerpo, percibid ahí un sol blanco y hacedlo subir hasta vuestro segundo chakra en una corta inspiración.

– Haced descender a continuación este sol hasta el chakra base en una corta espiración.

– Repetid preferiblemente cuatro series de siete inspiraciones y espiraciones. Entre cada una de ellas, procurad respetar un silencio profundo y centrad bien vuestra atención en vuestro segundo chakra.

Observad que en cada inspiración y espiración el aire debe rozar suavemente la parte de atrás de nuestra cavidad nasal, lo que provocará un ligero ruido.

c) *Purificación del tercer chakra*

– Colocad la mano izquierda, con la palma hacia abajo, sobre la rodilla izquierda, y la mano derecha sobre el tercer chakra.

– Con una inspiración, buscad el mismo sol blanco que en el ejercicio anterior en la base de vuestro cuerpo, y hacedlo subir interiormente hasta vuestro tercer plexo, donde lo dejaréis irradiar varios segundos.

– Espirad a continuación enérgicamente por la nariz, de un golpe seco e intentando percibir al mismo tiempo una expansión total de vuestro aura.

Lo ideal será repetir treinta veces seguidas estas inspiraciones-espiraciones. Seremos especialmente prudentes en esta práctica. Si se comprende bien, debe ser realizada de forma apacible y con atención y en ningún caso debe llevarnos a una hiperventilación.

Terminaréis este ejercicio respetando un largo silencio interior.

d) Purificación del cuarto chakra

– Cruzad los brazos sobre vuestro pecho, con el derecho por encima del izquierdo.

– Instalaros en una respiración regular y tratad de percibir, sin proyectarla delante, una espiral plana de luz rosa girando armoniosamente en la cavidad de vuestro pecho. Su sentido de rotación será el de las agujas de un reloj. Lo ideal será percibir diecinueve movimientos completos de rotación, mientras que dejáis vuestra respiración a su ritmo natural.

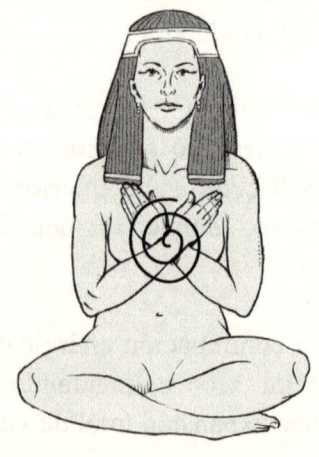

– A continuación, haced que suba una columna de luz blanca a partir de vuestro chakra cardiaco hasta la parte superior de vuestra cabeza, durante una inspiración lenta.

– Cuando acabéis vuestra inspiración, una vez que la columna haya llegado a la parte superior de vuestra cabeza, la columna de luz se enrollará sobre sí misma formando de este modo una espiral que gira en el sentido de las agujas del reloj. Percibidla en una corta apnea.

Idealmente este ejercicio deberá realizarse cuatro veces seguidas.

e) *Purificación del quinto chakra*

– Colocad vuestra mano izquierda sobre vuestra rodilla izquierda, con la palma hacia arriba, y vuestra mano derecha sobre vuestro chakra de la garganta.

– Inspirad lentamente y en conciencia una red de aire de color *azul claro*, haciendo rasgar con la misma la parte trasera de vuestra cavidad nasal.

– Espirad del mismo modo la red de aire, pero visualizando esta de color *azul oscuro* (en efecto, estará cargada de residuos etéricos).

Practicad siete veces seguidas este movimiento respiratorio para completar la fase de "limpieza" del ejercicio, y comenzar la fase de "tonificación".

– Emitid un zumbido en la parte de atrás de vuestra garganta. Cuando os acerquéis al final de vuestro soplo, terminad de expulsar el aire por la nariz, con fuerza y de una sola vez.

Repetid esta fase cinco veces seguidas y permaneced en un profundo silencio.

f) Purificación del sexto chakra

– Tras haber unido vuestras dos manos durante unos instantes, acercad vuestra mano derecha a la raíz de vuestra nariz, entre ambas cejas.

– Con la ayuda de movimientos rápidos de vuestro dedo índice, dad una decena de pequeños golpes secos con la uña sobre vuestro chakra frontal. Esto creará una sensación de presión sobre esta zona.

– Iniciad una inspiración lenta, procurando sentir que esta inspiración se realiza por el chakra frontal, como si fuerais a rellenar una bolsa de aire detrás del mismo. Repetid esta inspiración una decena de veces.

– Bizquead interiormente, sin forzar, pero de forma suficiente para crear una sensación de presión entre vuestros dos ojos. Durante ese tiempo, repetid en voz alta la sílaba TA, TA, TA, etc... hasta que lleguéis al límite de cada uno, sin llegar a superar el minuto.

g) Purificación del séptimo chakra

– Posad vuestras manos sobre vuestras rodillas, con las palmas giradas hacia arriba.

– Intentad percibir la presencia de un sol blanco por encima de vuestra cabeza. Este va a dejar caer, una tras otra, siete gotitas de oro sobre vuestro séptimo chakra. Sentid estas siete gotitas y su contacto con la cima de vuestra cabeza.

– Haced varias largas inspiraciones y espiraciones, a vuestro ritmo.

– Renovad la percepción de la caída y del contacto de las siete gotitas de oro.

– Haced de nuevo varias largas inspiraciones y espiraciones.

– Volved a sentir una última vez las gotitas.

– Respetad un tiempo de silencio interior, y emitid después un largo y grave zumbido en la parte de atrás de vuestra garganta (o si lo preferís, el sonido AUM tradicional).

h) Purificación del octavo chakra

Antes de iniciar la octava fase de esta larga práctica, es deseable referirse al apartado 5 del capítulo III de este libro (página 47)

– Con las manos posadas sobre las rodillas, con las palmas hacia arriba, mantened un largo silencio. En lo más profundo del mismo, percibid el sonido del prana en vosotros (una especie de silbido en el centro de vuestro cráneo)

– Intentad ahora percibiros a vosotros mismos como si estuvierais "en el aire", a un metro aproximadamente por encima de vuestro séptimo chakra... casi como si fuerais el extremo de la ducha.

– Cuando esta imagen mental se cree en vuestro espacio interior y hayáis llegado a "observaros desde arriba", dejad caer desde el centro de vuestra conciencia gotitas de oro sobre la cima de vuestra cabeza que está bajo vosotros (que por supuesto es la vuestra). Poco importa el número de estas gotitas. Sin embargo, es importante no prolongar más allá de dos o tres minutos este estado de exteriorización de la conciencia.

– Terminad este ejercicio con un largo silencio, situando ambos brazos cruzados sobre el pecho, con el derecho sobre el izquierdo.

III

La enfermedad detrás de su máscara

1) Haciendo la autopsia a la guerra

Una de las primeras preguntas que los sacerdotes-terapeutas del Egipto de Akhenatón hacían a sus enfermos era esta: "¿Contra quién o contra qué estás en guerra?" Del mismo modo, el Cristo preguntaba frecuentemente a los que buscaban la curación a su lado "Dime, ¿quién es tu enemigo?"

Estas preguntas, que pueden sorprendernos hoy día, nos dan sin embargo una idea de la mirada que se posaba en aquellos tiempos sobre la noción de enfermedad.

Es evidente que cuando un ser que sufre es recibido de este modo, se ve en seguida llevado a la raíz de sí mismo y a hablar de las "verdaderas cosas" de su vida. No es su cuerpo lo que se consulta en primer lugar, sino su alma, y eso cambia todo.

Así, en el seno de las Fraternidades egipcia y esenia, lo habitual no era analizar inmediatamente "con lupa" un síntoma. Se buscaba en primer lugar centrarse en el mundo, frecuentemente mudo, de las Causas.

Es fácil comprender que la desarmonía que se adueña de un cuerpo es la resultante de la guerra interior que un ser lleva, a menudo a sus espaldas, contra una circunstancia, contra una persona y, *sobre todo,* contra sí mismo. ¿Por qué sobre todo? En mi opinión, fue el Maestro Jesús en persona quien expresó mejor la razón, durante una conversación privada con algunos de sus discípulos...

"Con frecuencia os escucho acusar al otro, o a las circunstancias de vuestra vida, cuando la enfermedad toma posesión de vosotros. Clamáis contra la incomprensión, contra la injusticia, e incluso a veces la tomáis con vuestro Padre Celeste... ¡Qué ceguera, amigos míos! ¡Y qué falta de escucha a todo con lo que os cruzáis en vuestro camino! ¿No sois vosotros quienes habéis generado, una tras otra, cada una de las circunstancias y de los encuentros de vuestra vida? ¿No es exacto que si os encontráis ahora frente a mí, es porque habéis hecho elecciones y dirigido vuestros pasos en una dirección y no en otra? Yo soy vuestra circunstancia... para cierta forma de salud.

Escuchadme y creedme... Somos siempre circunstancias unos para otros. Las piezas de un gigantesco juego que atraemos hacia nosotros o que repelemos. Quiero decir que todos somos, unos respecto a otros, oportunidad para crecer o para estancarse. Somos los acontecimientos por los que nos modelamos y nos remodelamos mutuamente.

De este modo nos fabricamos nuestros equilibrios y nuestros desequilibrios. Nuestras ocasiones de salud así como las de nuestras enfermedades son los justos frutos de las elecciones que hacemos. El otro, aquel al que acusamos, no es más que el pretexto tras el cual se esconde nuestra ceguera y nuestra inconsciencia. El enemigo es siempre algo que criamos y al que nutrimos constantemente en nosotros mismos... Y lo inventamos en su totalidad ya que, en realidad, no existe.

Miradme y comprendedme... Me sé adversario, pero no tengo enemigos. Nada en mí, ni a mi alrededor puede estar en guerra, porque no considero que haya nada que forzar ni que abatir. Mi salud habla de mi paz... Tejo mi paz y me invento y me reinvento, eterno e inatacable bajo el sol".

Tal discurso, si lo llevamos a su más simple expresión, solo nos habla de una cosa: el sentimiento de unidad que debe presidir el equilibrio físico y psicológico de todo hombre y toda mujer.

La percepción de una Unidad que había que realizar con uno mismo y con el mundo estaba verdaderamente en la base de la salud tal como la concebían las Tradiciones a las que nos referimos. Partiendo de esta visión, el enfermo era alguien que se hacía atrapar en una trampa. La de la dualidad y la separación.

Por tanto, el estado de ruptura y de desarmonía que resultaba era visto como el creador de cierto número de cortes en la conciencia, que se prolongaban de forma totalmente natural hasta los cuerpos más densos. En otros términos, se concebía que el arraigo de un estado conflicto en el ser se convertía casi necesariamente en el germen de un futuro trastorno de salud. A ese nivel, esto coincide de forma evidente con la noción moderna de "enfermedad psicosomática".

Sin embargo, la comprensión tradicional de la enfermedad no se detenía ahí. Admitía y exploraba una dimensión mucho más vasta de nuestro universo. La dimensión del pensamiento humano y de la reserva de energía que este constituye.

Nuestro   mundo   moderno   reivindica   el

descubrimiento de las ondas cerebrales porque ha empezado a medirlas. Sin embargo, no ha hecho sino dar un nombre diferente y algunas cifras sobre una realidad ya conocida por los antiguos egipcios. Ellos y sus herederos sabían bien que el simple hecho de pensar pone en movimiento fuerzas que, por impalpables que sean, no están desprovistas de influencia ni de un poder real sobre nuestra vida. De este modo, estimaban que cada individuo se rodeaba de una corriente de vida psíquica que le seguía a todas partes, que evidentemente proyectaba entorno a sí pero en la que, ante todo, él mismo se bañaba y de la que dependía la globalidad de su salud.

2) El granero de los pensamientos

Este sistema de referencias tenía también en cuenta otra cosa. Los terapeutas partían del principio de que el campo energético del aura humana –ya que es de ella de la que se trata– actúa constantemente en interacción con nuestro universo. De hecho, tenían conciencia de la existencia de una inmensa aura planetaria sobre la que interfería la suma de las auras, y por tanto de la actividad psíquica, de cada uno de sus habitantes.

Desde esta óptica, para ellos existía, "por encima" de nuestro mundo visible, un universo, entre otros, comparable a un inmenso granero de pensamientos. Esta reserva colosal estaba compuesta de un gran número de compartimentos. En cada uno de ellos iban a alojarse todas las semillas de la misma variedad.

Por tanto, siguiendo este concepto, existe la masa energética de todos nuestros pensamientos de cólera reunida en un plano vibratorio específico, en otro, la de todos nuestros pensamientos de amor, en otro, la de todos nuestros pensamientos de odio, y así sucesivamente, hasta el agotamiento de la variedad de lo que el ser humano es capaz de emitir, lo bello y lo menos bello.

Cada uno de los compartimentos corresponde a lo que tradicionalmente llamamos un egregor o, de forma más moderna, un campo morfogenénico. Es un receptor y al mismo tiempo un emisor, el emisor con el que el ser humano se pone resonancia cuando mantiene en sí un determinado estado de pensamiento y de focalización de la conciencia.

En términos más simples, los antiguos nos decían: "Cultiva la cólera y serás colmado de cólera, genera amor y serás nutrido de amor. Así, si alimentas el conflicto, el conflicto se alojará en ti, pero si siembras la dulzura, tu camino terminará por cubrirse de unidad".

3) Una fuerza llamada coherencia

Hoy día podría decirse que esta visión de las cosas era simplista, ya que todos conocemos a nuestro alrededor ejemplos de personas buenas y sanas en sus comportamientos y a los que, sin embargo, la enfermedad no perdona.

Evidentemente, tal realidad tampoco escapaba a los terapeutas de otro tiempo. Su comprensión del problema se apoyaba en el *principio de coherencia*.

En efecto, estimaban que, sea cual sea el nivel de conciencia, y por tanto el comportamiento de una persona, el modo en el que esta se siente íntimamente inatacable, segura de sí misma y lógica en sus

convicciones, constituye una especie de coraza más
o menos sólida y resistente que impide la creación de
rupturas vibratorias.

Según esta concepción, basta que un hombre se
perciba coherente e inquebrantable en el seno mismo de
sus manifestaciones agresivas para que la enfermedad no
le alcance. De forma esquemática, podríamos decir que
los egipcios y los esenios concebían que ciertas personas
eran capaces de segregar ellas mismas su propio veneno y
simultáneamente su propio antídoto.

De este modo, cuando trataban a un enfermo
preguntándole por su "guerra interior", los terapeutas
no pronunciaban una frase ritual dirigida simplemente
a interpelar lo que se encontraba delante de ellos. Su
calidad de escucha debía ir en el sentido de localizar
el nivel de coherencia contenido en las respuestas del
enfermo.

Y en efecto, hay que reconocer que muchos de
entre de nosotros viven con un desajuste en relación a sí
mismos. Por un lado, está la manera en la que se ven, en
la que se imaginan, la que quieren ser, y por otro lado, la
manera que son capaces de encarnar, es decir, la realidad
que viven cotidianamente. El grado de coherencia y de
cohesión se mide por tanto en la relación que existe entre
el mundo interior de un ser con su mundo exterior.

Lo que hay que comprender bien es que el grado
de coherencia o de incoherencia es, más a menudo de
lo que creemos, responsabilidad de la propia persona.
Sin duda no podemos generalizar, ya que la historia
de cada uno de nosotros es absolutamente única, pero
como mínimo el tipo de mirada que ponemos sobre
nuestro posicionamiento en la vida permite evitar entrar
demasiado fácilmente en el seno de esa gran enfermedad

que intenta legitimar todas las demás... *el victimismo.*

4) La entidad-enfermedad

Volvamos ahora a la noción de egregor, o de granero de pensamientos, algunos de cuyos compartimentos se llenan de semillas envenenadas. La fraternidad esenia había desarrollado en relación con ellas un enfoque muy particular.

Hay que precisar que tal enfoque no provenía de elaboraciones imaginarias con el objetivo de elaborar un sistema de referencias. Tampoco constituía un conjunto de hipótesis formuladas por sacerdotes supersticiosos. Era el resultado de la experiencia directa de grandes místicos, capaces de proyectar su conciencia mucho más allá de nuestro mundo visible.

Estos alcanzaban a percibir de forma detallada los componentes del universo etérico y de los egregores que la especie humana mantiene en este. El estudio reiterado de estos egregores y de sus "estratos" o compartimentos, les había hecho comprender que la masa de energía generada por una multitud de pensamientos del mismo tipo termina frecuentemente por estar habitada y controlada por formas de vida embrionarias generalmente provenientes de las capas más bajas del mundo astral, o incluso del propio mundo etérico. Desde esta percepción, explicaban el origen de los microorganismos a los que se da el nombre general de microbios, o de los virus.

No olvidemos que la concepción de lo infinitamente pequeño y de la vida que lo habita va más allá del descubrimiento de nuestros microscopios. La estructura atómica de la materia ya había sido abiertamente evocada en la Grecia antigua por Epicuro, y de forma menos conocida, en la India de hace diez mil años por un yogui llamado Kanada.

Por tanto, para los terapeutas esenios, una enfermedad de naturaleza infecciosa estaba controlada por una especie de alma, aunque este término sin duda sea excesivo. En realidad hablaban más bien de la inteligencia y de la relativa autonomía de ciertas "semillas psíquicas". Según ellos, la mayor o menor toxicidad de las mismas estaba causada por su asociación a una forma de conciencia primaria que terminaba por convertirlas en entidades con las que había que aprender a tratar. De ahí que a veces utilizaran ciertos rituales que hoy día calificamos de mágicos.

Pero, ¿qué es la magia sino la percepción y el conocimiento de la naturaleza más íntima de nuestro universo, así como el hecho de saber dominarla manejando con destreza sus engranajes? No es la ciencia de lo infinitamente pequeño, sino la de lo infinitamente sutil. Desde luego, no se trata de que oriente aquí las investigaciones en esta dirección, que requiere cualidades poco comunes, sino de que proporcione claves de comprensión para un ensanchamiento de nuestro campo de conceptos.

Los esenios se distinguían de los egipcios por el hecho de que rechazaban totalmente la utilización de rituales mágicos. Su orientación era la de la mayor sencillez posible. En este sentido, la aparición entre ellos del Maestro Jesús, terapeuta fuera de toda norma, constituye con toda evidencia el apogeo de lo que un ser humano puede pretender en ese ámbito.

A este respecto, a menudo me hacen preguntas relativas al método de curación puesto en práctica por el propio Maestro. ¿Era este verdaderamente el de la fraternidad en la que había crecido?

Globalmente y en sus grandes principios, sí... Pero el alineamiento y el desarrollo de sus cuerpos eran tales que todo elemento técnico desaparecía de su práctica. En términos modernos, y esquematizando un poco, hoy diríamos que Le bastaba enviar un mensaje a sus vehículos superiores y dirigir después la respuesta a los cuerpos sutiles del ser al que sanaba para activar un proceso de curación. La mayor parte de las veces lo hacía tan fácilmente como hoy día hacemos una llamada de teléfono al otro extremo de nuestro país.

Seguros de esta constatación, es importante recordar que todos los elementos de las técnicas descritas en este libro son en primer lugar puntos de referencia, un modo de disciplinarse. Tienen la misma utilidad que las líneas de las páginas en los cuadernos de la escuela. Son también un apoyo, una mano tendida para evitar ir en cualquier otra dirección. En ningún caso representan los componentes infranqueables de un método absoluto... ya que todos se dejarán atrás.

5) Un octavo chakra

En una persona correctamente desarrollada, podemos enumerar siete niveles de realidad o de conciencia. Cada uno corresponde a un chakra y a su universo respectivo. En el Maestro Jesús investido por el Cristo, doce niveles de conciencia o de realización se manifestaban de forma permanente, doce niveles que estaban en total comunicación unos con otros.

Los cinco niveles de conciencia que nos distinguen

de Él son los que todavía nos separan de la Presencia revelada o despertada, de nuestra naturaleza divina. Cuando iniciamos un camino de florecimiento, tal como el que se sugiere, por ejemplo, en la práctica de las terapias, deberíamos esforzarnos en comprender que los cinco grados de realización en cuestión no son estados a adquirir. Están ya presentes en estado latente en cada uno de nosotros, esperando ser estimulados y desplegados uno tras otro a lo largo de las vidas y de los Tiempos.

Cuando una rama de orquídea comienza a florecer, son las yemas más próximas del tallo las que se abren. Ocurre igual con las centrales energéticas que son nuestros chakras. Desde nuestra naturaleza animal reptiliana hasta nuestra expansión divina, pasamos de forma ineludible por todos los grados de maduración. Así, nuestra escalera se compone de doce peldaños...

La principal aportación del faraón Akhenatón, y después, más resplandeciente todavía, del Cristo Jesús, fue sin duda revelar a Occidente la posibilidad de acceder al octavo nivel de la escalera del ser. De forma más sencilla, aunque en términos diferentes, nos hablaron de un octavo chakra del Sol del Espíritu Santo, el del "Supramental". Es en esta dirección en la que avanzamos juntos. Lo veamos como una paloma, una lengua de fuego, una cobra protectora, como una corona o un diamante importa poco, ya que es a *Su Esencia en nosotros* a la que nos abrimos cada vez que posamos la mano sobre un ser que sufre.

6) El factor necesidad

Hasta el momento hemos hablado de la enfermedad

tal como era abordada por los Antiguos así como del principio de coherencia, que le abre más o menos la puerta del organismo humano.

Sin embargo, existe otro factor que interviene en el ámbito de la salud. Podríamos llamarlo *factor necesidad*. En efecto, por encima de todo lo que hemos evocado, los terapeutas egipcios y esenios estimaban que ciertas enfermedades se encuentran a veces necesariamente sobre nuestro camino, independientemente de nuestra actitud frente a la vida, debido a su carácter educador. Utilizo aquí el adjetivo educador en su sentido global. Hablo por tanto de despertar, de depuración, de re-inicialización, de estimulación, de iniciación y necesariamente... de cita kármica.

Sí, en este estado de espíritu, la noción de cita es esencial. Cita pasajera o cita que lleva a la destrucción del cuerpo físico, pero cita ineludible que invita al ser a modificar su mirada sobre sí mismo y sobre la vida. Cita de la que aceptamos la enseñanza o contra la que nos enfrentamos con todas nuestras fuerzas, pero al fin y al cabo, cita, contra la que no podemos hacer nada ya que ha sido decidida en los orígenes de los peldaños superiores de nuestra escalera... es decir, por una Sabiduría que nos sobrepasa.

La comprensión y la aceptación de lo que representa la ley del karma constituyen la llave todo esto. Observad que sitúo aquí la comprensión antes que la aceptación ya que, muy a menudo, nos es más fácil comprender los engranajes y los porqués de una mecánica o de un principio que aceptarlos cuando sus efectos se presentan en nosotros. En efecto, la integración en la carne de la necesidad y de la justicia de una prueba, requiere una sabiduría que solo lo vivido permite descubrir progresivamente.

Hay que saber admitir que cierto número de nuestros problemas de salud, por otro lado a menudo los más importantes, no tienen otra función que la de incitarnos a "reaccionar". Sin embargo, ¿reaccionaremos? He ahí el problema... Por mucho que una puerta esté entreabierta, si *algo* en nosotros rechaza empujarla para atravesarla, permaneceremos allí donde estamos. La Divinidad, que nos propone ocasiones de metamorfosis, no nos obliga a vivirlas. Así, muchas enfermedades son, desgraciadamente, sufridas en lugar de ser percibidas como oportunidades de reflexión.

Los egipcios admitían el hecho de que hay enfermedades que deben ser vividas hasta el final y que *sea cual sea el terapeuta que esté frente a ellas*, la Inteligencia de la Vida actúa de tal modo que estas juegan su papel depurador en su totalidad, incluso si debe producirse la muerte física.

Para ellos, la mayor parte de los principales problemas de salud tenían el valor de una cita kármica. Había que admitir entonces que tenían una función y había que respetarla... sin que por otro lado hubiera que abandonarse ante el sufrimiento.

Es importante comprender bien que esta actitud no revelaba fatalismo. En efecto, los cuidados nunca eran interrumpidos, al contrario, eran mantenidos por una presencia moral aumentada y por numerosas conversaciones de alma a alma con el enfermo.

Para ilustrar este conocimiento y este respeto por las leyes que gobiernan el equilibrio de un organismo, citaré de nuevo el ejemplo del Maestro Jesús. Como se sabe, se Le llamaba constantemente a la cabecera de los enfermos y de los moribundos. Ahora bien, a veces sucedía que no iba a los lugares donde Le rogaban que interviniera. Respondía simplemente que no era el momento y que Su Padre se encargaría Él-mismo de ofrecer al enfermo exactamente aquello que este necesitaba. Su conocimiento espontáneo de los karmas individuales le permitía tal actitud.

Es evidente que si nosotros no podemos pretender tener tal penetración instantánea de las causas y de las necesidades, debemos sin embargo desarrollarnos más allá de la constancia de nuestros esfuerzos, nuestra humildad y nuestra sabiduría frente al destino de cada uno.

Destino es una palabra que nos sugiere un itinerario a recorrer. Intentemos no olvidarlo...

7) La inteligencia celular

De manera general, es siempre la dimensión de compasión de un terapeuta la que le permite penetrar en el sentido de una enfermedad y su alcance real. A partir de ahí, solo su arte, siempre flexible, es capaz de entrar en juego para encontrar las vías que llevan a la curación.

Sin duda, esto puede parecer absurdo hoy, pero, en términos de su época, egipcios y esenios afirmaban que la más ínfima parte de un órgano, de una célula, necesitaba que se le hablara con amor, es decir, que se la reconociera como a una entidad de pleno derecho, inteligente, permeable al amor y a la agresión, en el sentido tanto de la unidad como de la división.

Veían también en toda célula el punto de encuentro, a veces herido y en desarmonía, de cinco corrientes de fuerza. Dos de naturaleza horizontal, asociadas a los polos positivo y negativo del mundo de la materia, y tres de naturaleza vertical, generados por la triple Esencia divina.

Impregnados de esta noción, los sacerdotes-terapeutas se esforzaban en ser reparadores, consoladores y simplificadores.

"Ya que una enfermedad –decían– es en primer lugar el resultado de un conflicto, nacido de la complejidad de la relación con lo Vivo en uno mismo".

IV

La magia de los aceites

1) El faraón y los aceites

"Dejadme ahora hablaros de los beneficios de cierto matrimonio... un matrimonio cuya importancia es ignorada o desatendida con demasiada frecuencia. El del Sol y de la Tierra. Es de esta unión de la que surge en efecto el gran principio del aceite. ¿Por qué hablaros de él? Porque es precisamente el punto de encuentro ideal entre lo sutil y lo denso, y traduce ambos con la misma fluidez. Sí, conoce sus lenguas respectivas con igual precisión. A la vez vertical y horizontal, es la cobra que se desliza por todas partes. ¡Eleva al mismo tiempo que se eleva! Por eso os pido ver ahí uno de los receptáculos privilegiados de lo Sagrado".

Estas palabras fueron pronunciadas por el faraón Akhenatón hace alrededor de tres mil quinientos años. Si hoy las reproduzco es porque sin duda se inscriben en el redescubrimiento de algunas verdades fundamentales. Aunque Akhenatón no fue un terapeuta en el sentido original del término, alimentaba una visión del orden universal tan "unitaria" que se había vuelto un referente para todos los sacerdotes-médicos de su época. Aplicada a los aceites, es indudable que su concepción de lo sagrado tuvo una gran influencia en las prácticas terapéuticas de ese momento.

En su ruptura con el decadente clero de Amón, el faraón rompía de ese modo con una cultura que había desacralizado progresivamente el manejo de ciertas substancias como los aceites o las resinas olorosas. Si los sacerdotes de Amón continuaban utilizando aceites durante sus rituales religiosos, desde luego habían perdido todo el sentido de los mismos. Podríamos decir hoy que untaban con aceite las estatuas de las divinidades pero que sus gestos no eran en absoluto unciones. Reproducían una mecánica vacía de significado.

El único y verdadero interés que se tenía entorno a la utilización de los aceites giraba en torno a la práctica de masajes y de un disfrute exclusivamente físico.

En realidad, la comprensión de Akhenatón era la de un místico que experimentaba constantemente estados superiores de conciencia. No se limitaba a construir un sistema filosófico intelectualmente satisfactorio por el placer de sus propios descubrimientos. Según él, los aceites representaban el elemento por el cual lo sutil y lo sagrado podían introducirse de modo más fácil hasta el corazón de lo denso.

Veía dos razones para ello: la primera era el carácter receptivo, hoy añadiríamos programable, de un aceite, la segunda, su gran capacidad de penetración en el cuerpo.

Mediante la utilización inteligente y con amor de un aceite, estimaba que se podía facilitar o amplificar el descenso del Principio divino solar hasta el seno de la materia. Afirmaba que era además el motivo principal por el que los Antiguos ungían con aceite las representaciones divinas.

Con este gesto, tenían conciencia de invitar a

los Principios invisibles a habitar progresivamente las estatuas, modificando así su tasa vibratoria, transformándolas en "pilares energéticos" a lo largo de los siglos. En este sentido, el sacerdote, igual que el terapeuta al nivel de lo que su rol le demandaba vehicular, se convertía en un *pontífice* en el sentido original del término, es decir, en un constructor de puentes.

Es evidente que un aceite solo es un útil de trabajo y no se trata de otorgarle una fuerza que no es la suya. Siempre será una onda de curación la que pase por el corazón y las manos de un terapeuta.

Sin embargo, si nos parece importante evocar aquí el lugar que en otros tiempos le otorgaban a ese matrimonio entre lo sutil y lo denso, es porque su ayuda puede resultar preciosa. En efecto, el aceite es una ayuda con la que es útil y a menudo agradable poder contar.

2) El trabajo vibratorio del aceite

Mi intención en este libro no es extenderme sobre el tema, ya que existen numerosos manuales especializados consagrados a las propiedades de los aceites, así como a la función curativa de sus perfumes. Si trato este tema es solo para aportaros mi propio testimonio sobre el modo en que percibo la acción del aceite a nivel de los cuerpos sutiles.

Me baso en mi percepción de las auras humanas. En efecto, he observado que cada vez que un aceite terapéutico se aplica sobre una parte del cuerpo, provoca de forma inmediata sobre el mismo una especie de hinchazón puntual de su etérico. Exactamente como si el aceite atrajera hacia así, por una especie de fenómeno de imantación, un aumento de energía vital.

La hinchazón en cuestión no dura más de dos o tres segundos. La "materia" etérica se redistribuye en seguida, de forma paralela a la piel. No obstante, su coloración se modifica, depende evidentemente de la naturaleza de las plantas que se emplearon en la elaboración del aceite. Esta coloración también se extiende en función de la cantidad de líquido que se ha extendido sobre la zona del cuerpo, y puede persistir unas dos o tres horas, dependiendo de la calidad y del grado de concentración de las plantas utilizadas.

En el caso de un aceite esencial, no es extraño ver que su impacto se prolongue en el aura hasta veinticuatro horas.

Sin embargo, insisto en añadir que este aspecto del color de la contraparte etérica de una zona solo es la parte espectacular de un fenómeno más discreto pero que permite comprender cómo funciona el principio del aceite.

En efecto, una percepción "áurica" más intensa de la parte del cuerpo que ha recibido la unción, deja ver que la onda energética del aceite se desliza en los nadis periféricos con una rapidez a veces extraordinaria, hasta el punto de iluminarlos de forma asombrosa. La luz que se dispensa de este modo a la zona tratada confirma la información precisa que se comunica al prana que la recibe y que, por repercusión, la comunica a la sangre y a las células.

No hay que olvidar que la calidad de prana que circula en un organismo, su polarización, la forma en la que este se carga, influencian en gran medida la calidad de la sangre. De hecho, sangre y prana están estrechamente vinculados, la frontera vibratoria que separa sus respectivos mundos es porosa.

En ciertos casos relacionados con la calidad del aceite y, por supuesto, con el trabajo del terapeuta, es posible ver la onda energética del aceite subir a través de uno o varios nadis hasta el chakra director del órgano sanado. Entonces, el chakra reacciona inicialmente abriéndose, y después, a través de los mismos nadis, redistribuye hasta la zona tratada lo que llamaría una gran dosis de "prana nuevo", respondiendo así a la ayuda que el aceite ha reclamado.

Cuando se tiene la posibilidad y la capacidad de percibir esa onda luminosa de retorno, se observa que es de un color diferente de la emitida por un aceite en su movimiento de ida hacia el chakra. Personalmente, siempre la percibo como si fuera de un color más pastel, como "apagando" algo el vigor de la onda inicial. Es evidente que es de naturaleza calmante aunque potente, ya que consigue "remontar la corriente" hasta la zona que ha recibido la unción.

Con ello se puede ver que el hecho de utilizar un aceite terapéutico está lejos de ser algo anodino, aunque ese acto pocas veces es suficiente por sí mismo para obtener, hoy en día, una curación total. Digo "hoy en día" porque nuestros cuerpos se han habituado, desde hace una o dos generaciones, a una dosis creciente de productos químicos de todo tipo, y son mucho menos receptivos a la ayuda sutil de un aceite que en otros tiempos y, en general, a un trabajo energético. Nada más lógico... Cuantas más murallas levantamos entre los diferentes niveles vibratorios de la materia, estos alcanzan menos a comunicarse entre sí. Cuanto más "emplomamos un cuerpo", más pierde acceso este a sus raíces de arriba.

Cuando poseemos estas informaciones, se comprende con mayor razón que la utilización de aceites de alta concentración, las esencias, debe hacerse con precaución. Con dosis demasiado fuertes, los aceites esenciales dilatan en exceso los nadis, llegando a veces a volverlos porosos y generado así dispersiones energéticas contrarias al efecto buscado.

Del mismo modo, un aceite esencial aplicado de forma demasiado generosa sobre un chakra podrá desequilibrarlo momentáneamente. Le veremos dilatarse de forma excesiva, volverse irregular en sus movimientos de rotación y enviar informaciones entrecortadas, desordenadas, a la red de nadis que controla, provocando eventualmente sensaciones o síntomas desagradables.

No hay nada de dramático en ello ya que la acción de un aceite se diluye en el espacio de unas horas, pero es cierto que no se deben repetir tales errores constantemente... corriendo el riesgo de que aparezcan nuevos trastornos.

3) Los aceites consagrados

Algunas indicaciones sobre el tema de los aceites consagrados. Evidentemente, no se encuentran en los comercios especializados, sin embargo existen y algunos terapeutas los utilizan.

Insisto en que, tras haber observado su irradiación muchas veces, no puedo compararlos con el resto. Su alcance, y por tanto su acción sanadora, están considerablemente aumentadas. Esto presupone, por supuesto, que su consagración haya sido hecha en conciencia por un ser "sacerdote en el alma", es decir, que juegue el papel de un puente tal como se ha mencionado antes.

Una verdadera consagración no es en ningún caso un gesto relacionado con una superstición o con algún tipo de folclore. Constituye una llamada a una Fuerza superior, una Fuerza a la que se ruega que descienda.

Todos los aceites realmente consagrados que he podido observar hasta hoy dejan escapar por encima de ellos, una vez aplicados, una especie de cono luminoso de un blanco intenso, un cono cuya base equivale a la zona que ha sido ungida.

En ocasiones he podido percibir este escape luminoso hasta cincuenta o sesenta centímetros, lo que me ha hecho pensar, de forma análoga, en un "chakra coronal" adaptado al aceite. La expresión sin duda es visual, pero permite devolver el aspecto sagrado de lo que se activa durante la utilización de esta substancia.

Los cuerpos sutiles de un enfermo reaccionan de forma diferente cuando el aceite del que reciben el mensaje vibratorio ha sido consagrado. Esto se comprueba sobre todo por una dilatación importante y armoniosa de la red de sus nadis y por la persistencia, más prolongada, de la onda luminosa vehiculada a través de los mismos.

Los sacerdotes-terapeutas egipcios y esenios no contemplaban la utilización de aceites no consagrados. Durante algunos de sus rituales de bendición imprimían en el aceite la imagen de un arquetipo, arquetipo cuya visión pedían en sueños o en meditaciones.

Podía ocurrir que consagraran un aceite especialmente para un enfermo y que su meditación y su llamada a este arquetipo estuvieran entonces directamente centradas sobre su personalidad y sus síntomas. Tras cada arquetipo, veían la presencia de una cualidad o de una función divina, susceptibles de compensar el desequilibrio instalado en la persona enferma.

La mayor parte de los arquetipos que dejaban venir a sí eran de forma geométrica. A través del análisis de sus propias visiones y, algunos, de sus prácticas de decorporación, afirmaban que sumergiéndose en el seno de lo infinitamente sutil de cualquier cuerpo no descubrían otra cosa que formas geométricas vivas. Estas, decían, se mostraban de forma armoniosa o, al contrario, presentaban signos de anarquía. Consideraban que el arquetipo llamado a descender en el seno del aceite actuaba como un director de orquesta capaz de volver a sincronizar todo.

Todo esto nos acerca a la concepción de Pitágoras que, como se sabe, hizo grabar esta inscripción en el frontón de algunos templos: *"Que nadie entre aquí si no es geómetra"*.

En el seno de la comunidad esenia del monte Krmel existía una especie de diccionario de aceites. Este compendio, muy especializado, no solo cataloga y enseñaba la justa fabricación de los aceites a partir de las plantas. Indicaba qué forma geométrica arquetípica se asociaba en principio a una u otra familia de vegetales y recomendaba su visualización durante el ritual de consagración del aceite. El origen de ese diccionario era egipcio. Los sacerdotes-terapeutas de los últimos años del reino de Akhenatón lo habían elaborado.

Por tanto, el ideal egipcio era dinamizar un aceite y su planta de origen mediante una forma geométrica arquetípica y, si era necesario, pedir durante una meditación la ayuda de otro arquetipo en relación con el desequilibrio del enfermo.

Algunas personas afirman hoy día, sin razón, que los terapeutas esenios temían los aceites y que no practicaban su unción. Esta idea proviene de una advertencia de algunos esenios, especialmente en el Qumram, en reacción contra los que se llamaba *magos del desierto*, que no dudaban en cargar de forma oscura los aceites para satisfacer a sus "clientes".

Sea como fuere, esta ciencia completa y detallada de la asociación egipcia de los arquetipos de las plantas y de los aceites no parece accesible hoy día, aunque algunos buscadores trabajan, generalmente de forma aislada, en su restauración. Sin embargo, el principio de consagración de los aceites está más a nuestro alcance.

Si he hablado más arriba de la existencia de aceites ya consagrados cuya cualidad es especial, no significa que haya que precipitarse en su búsqueda y solo utilizar los mismos. En efecto, por definición, su producción y su difusión no podrán ser nunca sino limitadas.

En cambio, según la concepción egipcio-esenia, todo ser humano cuyo corazón sea puro y que se perciba en el alma, sin mentira ni artificio, como terapeuta, es perfectamente capaz de realizar por sí mismo una consagración. A este nivel, cada uno es remitido a su propia sinceridad, a su lucidez y sobre todo a la percepción de su voluntad de amar y de ayudar.

Es la cualidad de puente la que hace o no eficiente una consagración. Un ritual no es en absoluto una receta. Es ante todo el medio por el cual orientamos con precisión una onda de amor.

4) La consagración de los aceites

Para realizarla, egipcios y esenios tenían costumbre de utilizar lo que en sánscrito se llama un *mudra*. Los mudras son posiciones del cuerpo o de ciertas partes del mismo que llaman y concentran energías divinas, psíquicas o simplemente etéricas. En términos más actuales de manera esquemática, los mudras generan circuitos energéticos para desarrollar y polarizar fuerzas muy precisas en diferentes niveles del organismo. Algunos son complejos y se realizan tras una práctica yóguica sostenida, mientras que otros están al alcance de todos, siempre que los hagamos con conciencia. El mudra de la consagración, tal como se realizaba en otro tiempo, es muy sencillo. Se resume en sostener el índice haciendo levantar su extremo con la ayuda del dedo corazón, tal como se recoge en el siguiente dibujo:

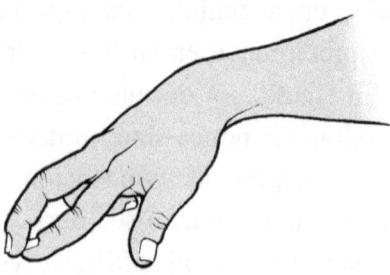

Con los dedos en esta posición, los sacerdotes de la época de Akhenatón dibujaban en el aire, en dirección a la materia a consagrar, cruces anseadas (cruces de la vida o cruces ansata). Generalmente trazaban tres y después mantenían el mudra en posición fija hacia lo que bendecían. Era el momento en el que, con los ojos cerrados, visualizaban el arquetipo que se les había revelado antes.

Evidentemente, es posible consagrar un aceite en sentido general, es decir, sin dirigirlo a una función curativa precisa o a un enfermo en particular. En este caso no se utilizará la ayuda de un arquetipo, a menos que alguno se fije espontáneamente tras nuestros párpados cerrados, pero haremos de ese momento un momento de oración íntima o de vacuidad, según nuestra disposición de corazón.

Quiero subrayar que aunque el mudra requiera una pequeña gimnasia de la punta de los dedos, es esencial aprenderlo a realizar sin crispación. Cuanta menos tensión de ligamento y músculo haya, más fluida y potente será la onda de consagración que se escapará de los dedos índice y corazón unidos. Algunos podrán además percibirla bajo la forma de un rayo blanco, verde o azul. Este rayo irá a "acariciar" el aceite a unos veinte centímetros por delante, para dinamizarlo y sacralizarlo.

5) La dimensión olfativa de los aceites

Esta tampoco era descuidada por los antiguos. No obstante, los terapeutas egipcios la utilizaron más que sus herederos esenios, los que buscaban, también en este ámbito, una mayor independencia de elementos externos. Según los contemporáneos de Akhenatón, la creación de un ambiente olfativo era importante en todo lugar consagrado a las terapias.

Sabemos hasta qué punto es a menudo desagradable, incluso penoso, deambular hoy día por los pasillos de los hospitales. Los olores de la comida se mezclan con los de los desinfectantes de todo tipo y el aire que circula en circuito cerrado está sobresaturado de pesados efluvios.

La búsqueda, normalmente incoherente, de un ambiente aséptico, lleva a la casi sistemática retracción del aura de todos los que se encuentran en ese ambiente.

La retracción de un aura constituye siempre una medida de protección automática desarrollada por el organismo sutil. Traduce el hecho de que un cuerpo está "en guardia", a la defensiva, lo que absolutamente está en el polo opuesto de la actitud requerida para una curación. De manera gráfica, diría que el huevo áurico se "rodea de hormigón" cuando se encuentra con ciertos olores.

No se trata de algo subjetivo ni secundario. Hay *presencias* que abren y otras que cierran un organismo a una corriente de curación. Los egipcios hablaban con frecuencia de la luz de un perfume o de un olor.

Para ellos, era en cierto modo el alma del *deva* director de la planta utilizada la que se absorbía por las fosas nasales. A sus ojos, el tipo de comunión que ello implicaba era el origen de la expansión o, al contrario, de la retracción del aura.

Por tanto, el ambiente olfativo de sus salas de terapia era considerado esencial, como si constituyera la primera llave por la cual los cuerpos sutiles de los enfermos iban a situarse en posición de apertura.

Es evidente que cada uno no es receptivo a los olores del mismo modo y que existen alergias a ciertos tipos de perfume. Las razones de ello son tan numerosas que es imposible exponerlas aquí.

De forma general, si tenemos costumbre de utilizar un incienso particular antes de un tratamiento, es importante y respetuoso preguntarle al que está siendo tratado si está cómodo con lo que respira.

La misma regla puede aplicarse a los aceites. Los antiguos terapeutas no hubieran imaginado practicar unciones cuyo olor fundamentalmente hubiera desagradado a sus pacientes. Para ellos, no se trataba únicamente de una cuestión de "confort olfativo". Sabían que había puertas que se cerraban en aquellos a quienes trataban si lo que respiraban no era agradable.

El chakra más influenciado por los olores y los perfumes es indudablemente el chakra raíz. El olfato es el sentido que puede ser definido como el más animal de todos. Por tanto, es lógico que esté relacionado a nuestro chakra base, el centro sutil que por naturaleza está vinculado de manera privilegiada al elemento Tierra.

Los animales huelen incluso antes de ver. Perciben de manera muy precisa el aura de un ser a través de las emanaciones olorosas del mismo.

La irradiación del chakra raíz no se visualiza fácilmente debido a su localización en la zona más íntima del cuerpo humano. Sin embargo, un aceite terapéutico apropiado, que el enfermo aprecie, contribuirá en gran medida a dilatarlo. De esta forma, la "conexión a la tierra" del organismo se verá facilitada, condición no despreciable para un retorno a la salud.

A priori, se tiene la impresión de que un perfume solo concierne la esfera respiratoria de nuestro ser y que lo influencia haciendo intervenir el chakra laríngeo. Sin embargo, esto representa solo el aspecto aparente y parcial de las cosas. El chakra de la garganta, el quinto, constituye solamente una puerta.

Es la principal vía de tránsito utilizada por un perfume y su información vibratoria para penetrar rápidamente en un cuerpo, pero en realidad, es el cuerpo entero en sus múltiples estratos, el que absorbe la información olorosa para vehicularla, en un segundo momento, al chakra de base. Cuando este haya absorbido la quintaesencia y se haya dilatado uniéndose más a la tierra, podrá distribuir la información recibida al conjunto del organismo por los nadis apropiados.

Todo ello puede parecer complejo, pero si nos dejamos impregnar, la lógica de este funcionamiento se impone progresivamente.

V
Una terapia con múltiples dimensiones

1) La dimensión física

Dentro de los entornos donde hay interés por la naturaleza de las cosas que abordamos en este libro, especialmente por su aspecto sagrado, no es raro constatar que cierta dualidad está profundamente implantada.

Quiero hablar de la famosa y falsa oposición cuerpo-espíritu. En otras palabras, se está tan persuadido del origen inmaterial de un problema de salud que apenas se presta atención al cuerpo, solo se le trata superficialmente con la ayuda de una unción. Es evidente que este enfoque de la terapia proporciona al cuidado un aspecto totalmente desencarnado.

Es una postura que puede defenderse y que por supuesto puede dar frutos innegables. Yo mismo he sido testigo de ello. Sin embargo, ya que nuestra intención es la de abordar aquí los principales aspectos del método de trabajo de los Egipcios y de los Esenios, no es en esa dirección en la que avanzaremos.

Para los terapeutas de aquellos tiempos, el ser humano solo era múltiple en apariencia. No estaba irremediablemente fraccionado ya que en él lo material y lo espiritual no se mostraban fundamentalmente antagonistas. Los tres principios, cuerpo-alma-espíritu, se solapaban, se comunicaban... y ante todo no se oponían.

Si se consideraba que el ser humano tenía, con toda evidencia e indudablemente, un origen elevado y por tanto espiritual, su cuerpo no se respetaba menos como prolongación y útil de crecimiento.

¿Habría grandes escultores sin el martillo y el buril apropiados? ¿Existirían grandes pintores sin una paleta de color y pinceles? El más prodigioso de los creadores no genera nada sin la prolongación de su conciencia a través de algo más denso por lo que se realiza a sí mismo.

Así, los antiguos terapeutas no tenían miedo de la realidad corporal humana. Del mismo modo que aprendían a palpar a distancia la energía de un organismo, también sabían entrar en contacto directo con él. No ignoraban que muchos de los enfermos eran sensibles e incluso muy receptivos a la percepción física de la mano del terapeuta sobre su cuerpo.

A este respecto, puedo afirmar que los tabús relativos al cuerpo eran mucho menos importantes que lo que hoy se puede imaginar e infinitamente menos numerosos que los que se desarrollaron más adelante en nuestra cavilación judeo cristiana, por no citar más que esta. El cuerpo humano no era de ningún modo escandaloso en su esencia, y por tanto, el acercamiento al mismo a través del tacto no tenía a priori nada de indecente en sí mismo.

Sin embargo, eso no significa que no se conocieran lo que hoy día llamados "bloqueos" o "inhibiciones". En efecto, toda sociedad sabe inventar sus propios tabús, sus prohibiciones particulares y sus convencionalismos internos que hacen que engendre necesariamente desequilibrios psico-corporales.

Todo ello para decir que los terapeutas de los que hoy

me hago portavoz eran conscientes de la importancia que puede revestir el contacto directo a través del tacto entre el terapeuta y su paciente. Afirmaban que la calidad de calor y de irradiación de la palma de una mano posada sobre un cuerpo hablaba una lengua tan determinante como la que ofrece una mirada amorosa a distancia de alma a alma.

En realidad, habían tomado conciencia de dos cosas. En primer lugar, que ciertos enfermos *necesitan* que se les toque físicamente, y además, que corresponde al terapeuta y de manera general, a toda persona, abolir las fronteras levantadas entre los múltiples niveles de la manifestación del ser.

Según su concepción de la vida, el cuerpo estaba capacitado para dejar traspirar el alma y el espíritu, estando estos presentes a través del lenguaje del cuerpo. Por tanto, su visión era unitaria.

¿Cómo podían evitarse o incluso combatirse unos a otros, los diferentes niveles de una misma realidad original? Este era uno de los primeros temas de reflexión propuestos a los estudiantes del arte de curar.

Volvamos a la cuestión del tacto como vehículo posible de una onda de curación. Retomando las comprobaciones básicas de los terapeutas egipcios, he evocado la necesidad imperiosa que ciertos enfermos tienen de ser tocados. Creo que la expresión no es demasiado fuerte.

En efecto, desde siempre y en todas las culturas, y por razones a veces totalmente opuestas, un gran número de personas se sienten progresivamente ajenas a su propio cuerpo. Por ausencia de estimulación exterior, comienzan a no habitarlo verdaderamente.... No hablo de estimulación amorosa, ese es otro tema, sino simplemente de estimulación de amor, de un aporte espontáneo de este amor capaz de vivificar las células del cuerpo.

Todo terapeuta atento sabe hasta qué punto el mero hecho de posar su mano sobre la frente, sobre la caja torácica, sobre el vientre o incluso sobre la muñeca, puede provocar automáticamente una corriente de lágrimas liberadoras. ¿Por qué? Porque a veces el cuerpo llega a olvidar que existe, que debe ser respetado, amado, y también olvida que las dimensiones más bellas del ser necesitan expresarse a través de él.

Nuestro espíritu, nuestra alma y nuestro cuerpo forman un todo, y cuando una parte de ese todo es reprimida u olvidada, el sufrimiento se instala con el rosario de sus correspondientes manifestaciones.

Una parte del arte consiste, por tanto, en saber "identificar" a las personas que, en su proceso de curación, necesitan más que otros de un contacto directo con la o las manos portadoras de curación.

Según mis propios recuerdos y observaciones, de generalmente los antiguos terapeutas utilizaban de manera casi sistemática el contacto físico. Por un lado, la utilización de los aceites les obligaba a ello, y por otro, habían observado que ciertos puntos precisos o ciertas zonas del cuerpo funcionaban como palancas, con la ayuda de las cuales se conseguía desbloquear importantes tensiones. Habían comprendido que ciertas combinaciones de células actúan como cerrojos tras los que están encarceladas memorias dolorosas, reflejos de un alma herida.

¿Cómo localizaban esas zonas de herida? Estando atentos a la calidad y al calor de la piel de una zona del cuerpo en relación con otra.

He aquí cuáles eran sus observaciones básicas. No

hace falta que decir que estas solo constituían pistas indicativas o de reflexión y no verdades absolutas.

a) La temperatura del cuerpo

Se consideraba que una zona fría en la superficie del cuerpo tenía una falta evidente de aliento vital. Se examinaba entonces el estado de las vísceras más próximas a dicha zona así como el de los nadis principales que la recorrían. La exploración podía por supuesto llevar a evaluar la actividad del chakra director de la zona localizada.

Se observaba el tipo de frío, diferenciándolo entre frío seco y frío húmedo. Esta distinción requiere algo de práctica y sobre todo una atención real por parte del terapeuta.

Un frío seco refleja generalmente una falta de amor o de afecto otorgado por la conciencia a la zona en cuestión. También puede provocarlo un impacto emocional.

Un frío húmedo evoca una pérdida de energía de origen "mecánico". Aparece principalmente a consecuencia de golpes, heridas u operaciones. Es probable entonces que los nadis se hayan estropeado o seccionado, que se hayan bloqueado.

También se puede detectar un exceso de calor en un punto preciso de la piel. En todo caso esa percepción indicará un aporte masivo de prana. Si la zona no ha sido estimulada físicamente mediante un ejercicio muscular, es probable que, por una razón que habrá que determinar, estemos ante una obstrucción de un nadi importante.

En efecto, ocurre que en el punto de unión de ciertos nadis, una especie de "interruptores energéticos" se sitúan en posición de cierre. Las causas pueden ser muy diversas: la mala asimilación de un alimento, una infección microbiana, o simplemente un impacto emocional, ya que cualquier punto del cuerpo puede tener un valor simbólico o referirse a una memoria propia de cada individuo.

Es una madeja que habrá que desenredar y evidentemente será conveniente apuntar como causas posibles las más simples antes de adentrarse en la trastienda de la conciencia.

b) La calidad de la piel

Es fácil comprender que una piel flexible y suave refleja que una zona del cuerpo, o su totalidad, funciona en general de forma armoniosa o sencillamente de forma coherente. Es la razón por la cual es interesante localizar los eventuales puntos de tensión, de rigidez o de sequedad de la piel. Estos siempre hablan de una acumulación de escorias etéricas.

Estos residuos segregados por el organismo sutil pueden, en un primer momento, ser eliminados mediante pequeños masajes circulares lo suficientemente vigorosos practicados en el sentido contrario al de las agujas del reloj. Naturalmente, habrá que inclinarse sobre la causa primera de dicha acumulación de desechos.

Antes de toda hipótesis de orden psicológico, no debemos olvidar analizar la posibilidad de causas mucho más simples tales como una herida, o incluso una mala posición del cuerpo vinculada, por ejemplo, a una actividad continuada. Frecuentemente buscamos muy lejos lo que está al alcance de la comprensión inmediata… ¡y que solo requiere sentido común!

Señalemos también que la tensión, y sobre todo la sequedad de una piel, especialmente en las mujeres, denotan en general una carencia afectiva o una falta de autoestima y muestran frecuentemente un problema de tipo hormonal.

No olvidemos que las observaciones que hacemos aquí en relación con el estado de una piel solo son válidas si persisten o si se repiten en el tiempo. Muchas observaciones son pasajeras y por tanto poco significativas.

Volviendo a la sencillez y al sentido común, os contaré una anécdota en relación a la vida del gran terapeuta egipcio Sinué, reputado por realizar de manera regular algunos prodigios con la simple imposición de sus manos.

Este había sido llamado para atender a una de las mujeres pertenecientes a la aristocracia de la ciudad de Akhetatón. La dama se había herido el antebrazo al resbalar desde lo alto de una escalera de piedra. Orgullosa de su belleza, estaba aterrorizada, persuadida de que si Sinué no intervenía utilizando sus capacidades, de las que se decía que eran milagrosas, conservaría para el resto de su vida una desagradable cicatriz.

Cuando llegó a su cabecera, el terapeuta miró la herida unos instantes, después se ausentó y volvió con una especie de cataplasma hecha de hierbas trituradas y de leche. Sin decir nada, la aplicó sobre la herida que finalmente vendó.

"¿Eso es todo?" –le preguntó algo decepcionada la joven, cuyo nombre era Ner-Taru. "Eso es todo... –le respondió Sinué– demos a cada mundo lo que le pertenece. La carne solo reclama el lenguaje de la carne"

2) La dimensión psicológica

La mayor parte de las disfunciones del cuerpo son quejas del alma...

Este era el postulado básico de los antiguos terapeutas, una verdad que no hacemos sino redescubrir hoy día. Partiendo de esta toma de conciencia, no se debería concebir abordar una terapia sin una toma de contacto digna de este nombre con el enfermo. Toda persona enferma que penetra en un lugar en el que espera ser curado espera ante todo ser oída, escuchada y comprendida.

Según la concepción antigua, debe sentir un aura abrirse delante de ella y englobarla en su totalidad. Este aura no es simplemente la del santuario tal como ha sido descrito anteriormente, es también, evidentemente, el aura del terapeuta. Esta no puede crearse solo a través de una placa sobre la puerta. Se cultiva en el crisol de la compasión... una compasión que comienza por el respeto.

Toda persona que acude a un terapeuta está pidiendo algo, y está por tanto en un estado de fragilidad. Los sacerdotes egipcios enseñaban que nunca había que contradecir a una persona enferma, había que escucharla pacientemente, incluso aunque lo que dijera fuera incoherente o pareciera fruto de su imaginación.

Desgraciadamente, hoy día es demasiado frecuente ver a ciertas personas pertenecientes al ámbito médico burlarse de un paciente o desechar sus declaraciones con un simple revés de la mano, diciendo "Eso no existe, es algo psicológico". Tal actitud no solo revela desprecio sino que supone un desconocimiento básico del ser humano.

Un problema de orden psicológico no es "nada". Puede acarrear sufrimientos reales que, aunque no sean cuantificables, no deben ser tenidos menos en consideración. Un dolor del alma, aunque esté infundado, basta a veces para desequilibrar rápidamente un órgano o todo un sistema.

No contradecir a una persona que sufre no significa entrar en el juego de su relato y de su desorden haciéndose caer en la trampa. Es simplemente mostrarle que se la toma en serio y es aceptada en todos sus "aspectos" eventualmente incoherentes. Es sembrar las bases de una confianza mutua indispensable para un verdadero diálogo. Cuando hay construcciones mentales que deban ser desanudadas, estas serán abordadas de manera progresiva y sencilla.

Pero ¿la compasión se aprende? Unas palabras esenias afirmaban:

"La escucha y el compartir del corazón son como frutos que solo nacen en un árbol pacientemente podado durante numerosas estaciones y durante muchos años. Si veis las flores en primavera no esperéis necesariamente cosechar los frutos maduros en el otoño siguiente. Así es en el alma humana... Le hacen falta muchas vidas para llevar plenamente su nombre y ofrecerlo al mundo".

Esta verdad, que se basa en la observación, nos permite sin duda comprender por qué el arte de las terapias solo se enseña y se aprende hasta cierto punto... ahí donde el arte de curar comienza. Desde el instante en que un amor sencillo y espontáneo habita al terapeuta y este es capaz de transmitirlo, cesa de combatir una enfermedad y comienza a nutrir la salud, y por tanto, la vida.

3) La dimensión afectiva

Hagamos lo que hagamos, esta dimensión existe desde el momento en que se establece una relación de confianza a lo largo de una continuidad de terapias. Frente a un verdadero problema de salud, físico o psicológico, egipcios y esenios estimaban que su papel era tomar de la mano al hombre o a la mujer que sufrían con el fin de llevarlos desde las arenas movedizas hasta la tierra firme. Haciendo esto, no ignoraban la principal trampa inherente a su papel de guía.

Indicando una vía de transformación, convirtiéndose en una corriente de metamorfosis, ya habían comprendido el fenómeno de lo que hoy día llamamos transferencia. Hablaban de una focalización a veces excesiva de los pensamientos del enfermo hacia la personalidad humana del terapeuta y de una posible relación de afecto... especialmente cuando el terapeuta y el enfermo no son del mismo sexo, esto se comprende fácilmente. Hablemos de tiempos antiguos o de los actuales, el ser humano funciona de forma idéntica, le hacen reaccionar los mismos mecanismos psicológicos y afectivos.

En el recinto del Templo de terapias de la ciudad de *Akhetatón,* no era raro que los sacerdotes-instructores sometieran a sus alumnos a pruebas sobre su equilibrio afectivo. Confiándoles algunos pacientes, hombres o mujeres, y observando la evolución de los tratamientos que aplicaban, ponían en evidencia la creación de fenómenos de transferencia.

En algunas ocasiones los aprendices-terapeutas caían en la trampa, cuando el vínculo afectivo creado entre un enfermo y ellos mismos se convertía en un obstáculo para el tratamiento. Por dos razones: por un lado, el terapeuta dejaba de disponer de una distancia suficiente en relación con la persona a la que realizaba la terapia, por otro, porque el enfermo, de manera más o menos consciente, comprendía que el cese de su sufrimiento significaba la pérdida del vínculo con su terapeuta.

Hay que comprender que para ciertos enfermos existe una comodidad en el mismo seno de su enfermedad. Su problema de salud se convierte en su universo completo, permanecen en él y así encuentran satisfacciones a su medida, aunque solo sea porque alguien se encarga de ellos y porque les consuela una presencia afectiva.

Los sacerdotes-instructores pensaban que tal situación no era nunca evitable de manera absoluta ya que revelaba fundamentos de la naturaleza humana. Cuando un enfermo es considerado en la globalidad de su realidad, cuerpo, alma y espíritu reunidos, con sus interrogantes, sus miedos, sus dudas, sus males físicos y toda su historia, nunca será una enfermedad o un síntoma a tratar. Es un hombre o una mujer a curar, un ser al que se toma en consideración y al que se ama por la parte divina que le habita.

La enseñanza que se daba entonces por los sacerdotes-terapeutas comprendía largas horas consagradas a explicar los obstáculos que podían presentarse tanto a los terapeutas como a sus enfermos.

Adelantándose a la psicología moderna, los instructores egipcios ya habían observado que el que ofrece una terapia toma de manera casi automática una dimensión paternal en el mundo inconsciente del que lo recibe. Esta dimensión constituye al mismo tiempo una fuerza y una fragilidad. El dúo fuerza-fragilidad es indisociable de toda relación humana en la que se manifieste la presencia el corazón.

Cuando comenzamos a entrar en una profunda relación de confianza en la que empezamos a amar, en una relación de amor, de ternura o de amistad, bebemos de una fuente vivificante... pero al mismo tiempo nos abrimos a cierta vulnerabilidad.

La lectura de los Anales Akhásicos me ha permitido comprender que hace dos mil años el propio Maestro Jesús debió hacer frente repetidas veces al fenómeno de la transferencia.

Tras varias curaciones, se vio frente a voluntades de desbordamiento afectivo por parte de algunas mujeres. Procuró desvincularse mediante palabras y sonrisas de serenidad, pero de nada sirvió.

No podemos pedirle al sol que se parezca a la luna... Solo hay que estar prevenidos de lo que es y avanzar en la vida, de nuevo, con la máxima sensatez.

Volviendo a la dimensión paternal del terapeuta, los sacerdotes egipcios afirmaban que terminaba por ser acompañada por su dimensión paralela, la maternal, en todos los que manifestaban una fuerte amplitud de compasión. La imagen padre-madre se impone entonces en el enfermo y en su terapeuta. Da testimonio del hecho de que este entra en un estado en el que es completo, en un estado de maestría.

En esta fase de percepción y de relación, el fenómeno de apego afectivo presenta menos riesgos en el plano de las relaciones humanas ya que, al tomar altura, se separa del aspecto sexual. Desde entonces, igualmente, en la corriente de curación que encarna, el terapeuta es percibido por la persona curada cada vez más como un instructor y un guía.

Por supuesto, la imagen padre-madre captada por el enfermo no evoluciona en ese sentido sino que termina por hacer nacer una necesidad de rechazo. Esta reacción es lógica y normal. Un niño rechaza necesariamente a sus padres cuando cambia de estado pasando a la adolescencia. No es sorprendente.

Del mismo modo, un terapeuta no tiene que ir en contra de una posible actitud de rechazo o de pérdida de confianza por parte de la persona a la que trata. Esta no es "su" enfermo. El terapeuta es un refugio en su vida, tiene por misión acompañarlo hasta cierto punto, tras el cual debe soltarle la mano.

De ahí la enorme importancia de tomar la "temperatura" del alma de la persona enferma tras cada tratamiento. Los antiguos terapeutas estimaban que era esencial resentir de manera regular en qué fase se encontraba el enfermo, más allá del esquema de terapias que se pensaba realizar. Enseñaban a cuestionar constantemente su protocolo ideal en función de las reacciones de la persona a la que ayudaban, de forma que esta no se sintiera nunca prisionera de un proceso obligatorio con el que progresivamente entraría en desarmonía.

No hay una verdadera curación, ni avance hacia la liberación, sin una total libertad del alma.

4) La dimensión espiritual

Esta es la prolongación directa, y diría que deseable, indispensable, de todo lo que acaba de mencionarse.

Una serie de terapias correctamente realizadas abre necesariamente el alma del enfermo a otra percepción de ella misma y de la vida.

En este sentido, más allá del aspecto concreto de sus

tratamientos, un terapeuta digno de ese nombre dibuja nuevas puertas en la conciencia de aquellos a los que recibe, se las señala sin obligarles a atravesarlas.

Guiar es ir por delante, desbrozar un camino para aclarar un horizonte y no para empujar delante de uno mismo al otro bajo el pretexto de que se sabe dónde debe ir.

Eso no excluye la firmeza, ya que la dulzura sin firmeza se convierte fácilmente en debilidad y laxismo. Un guía también tiene que mostrar las trampas. La denuncia de estas, que por otro lado no siempre corresponden con el enfermo, debe ser pronunciada claramente y puesta al día de manera regular. Si no fuera así, terminaría rápidamente en una especie de ronroneo de la conciencia en el seno de una terapia "insustancial" y cuadriculada.

Un problema de salud es siempre una ocasión, una propuesta explícita de metamorfosis. Sugiere una muda del alma y la puesta al día de su modo de funcionamiento. La habilidad del terapeuta será la de comprender la naturaleza de esta muda y facilitarla con la ayuda de su propia radiación y por la precisión de las palabras que dejará venir a sí.

En efecto, todo esto se ha convertido en algo común en los medios del Desarrollo personal, pero si recuerdo las bases en algunas palabras es ante todo para insistir sobre la responsabilidad del terapeuta en este proceso.

Desgraciadamente, la función de terapeuta no va necesariamente acompañada de la de guía, es decir, después de todo, de "matrona de almas". En el aprendizaje de esta función, que no cesa jamás, corresponde a cada terapeuta saber reconocer y admitir sus propios límites.

Llegar a reconocer la propia incompetencia o la propia falta de percepción o de preparación en un ámbito determinado es una grandeza. Tal como lo es el saber ceder el relevo eventualmente a otro terapeuta. *Y es una peligrosa bajeza el pretender tener una maestría que todavía no se ha conseguido.*

En relación con esto, los sacerdotes-instructores del antiguo Egipto sometían a sus estudiantes a pruebas... que podríamos calificar de poco leales, pero que tenían el mérito al menos de desenmascarar el abuso de poder, pues este constituye sin duda el callejón sin salida en el que todo terapeuta puede caer cuando llega a cierto grado de su práctica. Una actitud que le acecha desde que comienza a tomarse en serio. Una actitud que va a generar en sí mismo, y a sus espaldas, una temible enfermedad, la de la suficiencia.

He aquí una de las trampas tradicionales que se tendían a veces a los estudiantes egipcios sobre los que los instructores sospechaban una tendencia excesiva a toma de poder. Se contrataban los servicios de un actor, al que se le pedía que simulara algunos síntomas concretos. A lo largo de las semanas, se le encargaba observar el comportamiento general del aprendiz-terapeuta a lo largo de las terapias. Todo desvío o abuso de poder por su parte era fácilmente puesto en evidencia.

Así, sólo se llegaba a ser sacerdote-terapeuta al cabo de un largo período de estudios y de probaciones diversas que ponían en evidencia no sólo conocimientos técnicos sino sobre todo las cualidades de equilibrio, rectitud, bondad y, en resumen, una realización del ser humano en el sentido pleno del término.

Un estudiante era testado y puesto a prueba con toda naturalidad en su carne como en su alma durante todos los años de su formación. Esta exigencia era sagrada, ya que la función a la que se destinaba también lo era. ¿Podemos decir lo mismo hoy día?

Ayudando a una persona a dejar atrás sus pliegues mentales, a disolver sus bolsillos emocionales y a limpiar sus memorias celulares, le invitamos necesariamente a renovar totalmente su percepción de sí misma y su relación con el mundo. Nos convertimos a sus ojos en el iniciador y el estimulador de una nueva alba espiritual, aunque esta expresión pueda dar miedo a algunos.

He aquí por qué a un cierto punto de su proceso de curación no es extraño ver personas vivir fenómenos inusitados, tales como visiones en estado de vigilia, sensaciones de quemaduras localizadas en uno o varios chakras, subidas de energía recorriendo la espalda a partir de su base seguidas de dolores de cabeza o, simplemente, sueños transformadores.

Estos fenómenos y otros diversos, ya que la lista no es exhaustiva, son habituales y lógicos. Sin embargo, es indispensable que el terapeuta sepa ayudar a su paciente a navegar en medio de su jungla desconcertante.

La desdramatización es sin duda la palabra clave que no debe perderse de vista cuando tales situaciones se presentan. Afortunadamente, estas solo son pasajeras. Ante ellas, con el fin de lograr un alivio, el terapeuta debe localizar a través de la palpación etérica y de la lectura de aura, si es capaz, la zona o las zonas del cuerpo que todavía pueden compararse con interruptores en posición de cierre.

Personalmente, he observado cada vez más, entre las personas que acuden a los tratamientos energéticos, inicios de despertar de la fuerza de Kundalini. Las manifestaciones que esta engendra deben tomarse con el máximo de seriedad ya que la fuerza del triple fuego situado en la base de la columna vertebral puede desencadenar en el cuerpo humano una energía que será comparable para él a la de una bomba atómica. Al inicio de este proceso, el ser tendrá la dolorosa impresión de que va hacia su disolución, en medio de dolores físicos de lo más variado e indefinible.

Es evidente que no hay que bromear con esta situación cuando se presenta. No se trata de ir contra su desarrollo sino de controlarla mediante un trabajo de liberación y de apertura. Este trabajo se realizará simultáneamente a nivel de los chakras séptimo y cuarto.

De manera general, es importante comprender que *nunca* debe solicitarse con fuerza el chakra de base sin estar seguros, por un lado, que el eje dorsal está correctamente desbloqueado, y por otro, que el chakra coronal está suficientemente abierto para absorber el impacto provocado por una verdadera subida de energía.

El fenómeno puede comprenderse fácilmente por analogía: para poder hacer fuego en una chimenea, *en primer lugar,* la trampilla de la chimenea tiene que estar abierta (que estemos seguros de una base sana en la persona tratada); *en segundo lugar*, el conducto de esta chimenea debe estar deshollinado (que el eje energético de la columna vertebral no tenga zonas de retención, que esté limpio); y *en tercer lugar*, que nada esté obstruyendo la parte de arriba de la chimenea, al nivel del techo, como un nido de pájaro por ejemplo (es decir, que haya en la persona una capacidad real de toma de altura, que tenga verdaderas aspiraciones).

Puede comprenderse fácilmente que si todas estas condiciones no se cumplen, el humo no podrá salir e irá al interior de la casa, inundándola. En el peor de los casos, se deberá hacer frente también a un incendio de la chimenea, de su conducto y, posiblemente, de toda la casa.

Cuando nos encontramos de manera manifiesta ante la profunda transformación energética de un ser humano, la prudencia recomienda no hacer nada que pueda acelerar el ritmo. Nos basta ser el regulador y el acompañante con paciencia. De ese modo, evitaremos la explosión o la implosión energética de su organismo.

La transformación requerida se efectuará por sí misma pasando de un órgano a otro a través de todo el cuerpo, a menudo dolorosamente pero de forma segura ya que será natural.

El resultado de todo esto será una circulación más rápida del prana en el conjunto del cuerpo, y por tanto el incremento de su tasa vibratoria, y un alineamiento más perfecto con la Conciencia superior de la que proviene, prueba de un verdadero Despertar interior.

SEGUNDA PARTE

VI

Los primeros cuidados

1) ¿Una lectura del aura?

Continuemos tomando como referente la sabiduría de los que nos han precedido en los tiempos antiguos... Esta sabiduría, se ha dicho muchas veces, pasaba normalmente por la práctica de una lectura del aura humana como herramienta de diagnóstico y prevención.

¿Quiere eso decir que los terapeutas dominaban el arte de la visión de los cuerpos sutiles? Sin duda, no. Aunque el resplandor de las emisión generadas por el ser humano era claramente más perceptible que hoy debido a una menor contaminación psíquica de nuestro planeta, muchos terapeutas se mostraban incapaces de acceder a tal conocimiento, al menos más allá de cierto nivel.

Por otro lado, hay que decir que los que navegaban con facilidad en la práctica de la lectura de los cuerpos no se dedicaban de forma sistemática a la misma cuando un enfermo acudía a ellos.

La razón era muy sencilla. Se puede resumir en dos puntos. El primero tiene que ver con la personalidad del enfermo. El acercamiento psicológico al mismo debe permitir conocer su nivel de "mentalización", no solo de sus propios problemas sino también del impacto sobre él de las declaraciones del terapeuta.

Es evidente que una persona muy cerebral reaccionará de un modo intelectual ante una lectura de aura. En lugar de dejar al fondo de su ser asimilar lo que se le revela, en lugar de dejarlo igualmente expresarse, va a disecar, a veces durante semanas, la "evaluación" que el terapeuta haya hecho de su persona.

En ese caso, no se deshará ningún nudo, ya que el enfermo tendrá tendencia a focalizarse en exceso sobre lo que le ha sido revelado en vez de permitir a su alma y a sus células digerir tranquilamente el contenido, como debería ser.

Los esenios, con toda su delicadeza, son sin duda los que tomaron más conciencia de este aspecto de las cosas. Frente a una persona enferma con un comportamiento muy mental, no practicaban la lectura del aura hasta que llegaban a un cierto punto de avance en su terapia, si es que la practicaban. Entendían de este modo no falsear el proceso de curación por la mínima posibilidad de cristalización del psiquismo del paciente sobre uno u otro aspecto de sus dificultades.

A la luz de todo ello, es fácil comprender que la iluminación y la liberación que generalmente procura una lectura detallada del aura solo produce sus frutos en las personas que son capaces de un mínimo de capacidad de desprendimiento, de relajación y de escucha interior. Por tanto, la integración de una lectura de aura en un proceso de curación requiere por parte del enfermo de una capacidad de abandono, de apertura a todas las eventualidades y, por último, de confianza.

La segunda razón que hacía que una lectura del aura no se practicara de entrada de forma automática era esta: cuando deseamos obtener una representación verdaderamente precisa de los cuerpos sutiles y de sus interacciones, es preferible proceder previamente a su limpieza.

Por tanto, cuando se tiene previsto hacer una lectura del aura, lo ideal es concluir un primer encuentro con un tratamiento dirigido a liberar el organismo sutil de la mayor parte posible de sus poluciones, de sus "escorias etéricas". De este modo, a partir del segundo encuentro se podrá emprender una lectura más afinada del organismo energético.

Regresando a los esenios, es cierto que no se abstenían, en un momento dado dentro de una serie de tratamientos, de evaluar la situación a través de una nueva lectura del aura.

Tal como los egipcios, su objetivo último siempre fue el de dejar la puerta completamente abierta al enfermo para que este llegara a hacer su propio diagnóstico. Buscaban llevarlo poco a poco a la toma de conciencia de sus dificultades internas.

De forma general, no se trataba de decir a alguien: "¡Veo tal cosa, así que tienes esto!", sino de reservarse un tiempo de reflexión antes de lanzarse en una apreciación que nunca, jamás, debía ser categórica. Esta debía tomar forma de una vía de búsqueda.

Estas precisiones, si comprendemos bien su sentido, no van en modo alguno en contra del principio de la lectura del aura. Al contrario, incitan a practicarla de manera más afinada y por ello más justa. Constituyen una advertencia sobre la tendencia que algunos pudieran tener a asestar al enfermo sus propias percepciones como verdades absolutas.

Recordemos que el impacto de un diagnóstico, cualquiera que sea la forma bajo la que se presente, puede ser considerable. Una persona a la que se pega la etiqueta

de uno u otro problema de forma categórica puede
encontrarse más bloqueada en su problema.

Los antiguos terapeutas solo utilizaban la lectura
de los cuerpos sutiles de energía como método de
aproximación, de sugerencia, y como base de reflexión
a partir de la que se trabajaba con el enfermo para
profundizar en una búsqueda, confirmar o invalidar una
situación.

Hoy día la regla básica debería ser la misma: aunque
nos habite una certeza, no nos corresponde imponerla.
Seríamos potenciales carceleros en lugar de hacernos
instrumentos de liberación.

2) El lugar de los aceites

Si tenemos en cuenta todo lo dicho anteriormente
sobre el impacto de los aceites, la simple lógica nos
dice que estos solo se utilicen tras una lectura del aura.
La irradiación de un aceite la mayor parte de las veces
es muy potente, así que es fácil comprender que pueda
perturbar el propio proceso de la lectura. Su presencia
falseará el juego de la percepción.

Sin embargo, los egipcios, muy versados en su arte,
ungían a veces la frente de sus enfermos con la ayuda
de un bálsamo compuesto de tres resinas, una de ellas
incienso. Practicaban esta unción a aquellos cuya aura no
"se abría" a la lectura, sino que permanecía comprimida
sobre sí misma, como un abanico, por reflejo de
protección, consciente o no.

Aparentemente, la composición de dicho bálsamo
se ha perdido hoy, pero existe un aceite esencial cuya
acción es similar cuando se aplica, con parsimonia,

sobre el chakra frontal. Se trata del aceite esencial de la tuya del Canadá o abeto oriental (*tsuga canadiensis*), un árbol considerado como la mayor conífera de América del Norte. Su poder relajante puede ayudar de forma considerable al despliegue de las auras cuando estas tengan tendencia a la contracción. Sin embargo, este aceite no es un remedio sistemático al problema planteado aquí. Muchas auras resisten a pesar de todo, recordándonos de este modo que no cabe insistir...

3) La saliva

La saliva era empleada con regularidad tanto por los egipcios como por los esenios en sus procesos de terapias al inicio de cada sesión. El terapeuta mezclaba una pequeña cantidad con algo de tierra que el enfermo extraía del mismo lugar en que vivía.

La mezcla era aplicada dulcemente mediante una unción en lo alto de la frente, en el punto medio de la raíz de los cabellos, así como sobre el punto enfermo del cuerpo, si este podía ser localizado de forma clara. Se servían de la misma de manera puntual para crear un impacto, una apertura.

La razón es sencilla. La saliva presenta una extraordinaria concentración de prana. Por tanto, buena parte de la energía vital de un ser se encuentra focalizada en la saliva. Es la razón por la que los enamorados sienten la necesidad de besarse. La mezcla de sus energías fundamentales, aunque solo sea a ese nivel, refuerza su ser estableciendo un puente entre lo sutil y lo denso.

Mezclada con algo de tierra, la saliva sirve de

amplificador de energía. Tonifica vibratoriamente, aumentando de este modo la armonía que debe existir entre ella y el enfermo.

La mezcla creada por la saliva y la tierra era también susceptible de provocar efectos bastante sorprendentes. De manera general, se aplicaba sobre la zona en cuestión con largos y lentos movimientos de lemniscata (∞). El gesto de la lemniscata engendra un motor, una multiplicación. Es un acelerador que tiene efecto directamente sobre el ritmo de circulación del prana. Lo condensa.

En la enseñanza iniciática básica de los sacerdotes, se decía que la lemniscata podía concebirse como una representación del propio motor cósmico del Gran Universo. Se constituía de dos movimientos. Un movimiento de concentración y otro de dispersión o de disolución. Una inspiración y una espiración.

A su nivel, representa una forma de traducir el famoso principio alquímico de *solve et coagula*, es decir, *disolver y reunir*.

Evidentemente, la utilización de la saliva es mucho más delicada hoy día, sobre todo en nuestra sociedad occidental. Por razones de higiene, es considerada sospechosa y, por ello, no podemos recurrir de entrada a la misma en una terapia. ¿Quiere decir esto que haya que excluirla de forma sistemática? Realmente sería una lástima, ya que sus virtudes son incuestionables.

La solución consistiría en solicitar el consentimiento del enfermo tomando el tiempo necesario para explicarle el porqué del método. Es evidente que con algo de psicología elemental un terapeuta sabe rápidamente a quién puede proponer o no tal aporte en el seno de su tratamiento. La regla de oro es siempre no provocar incomodidad o malestar... a menos que estos sean consentidos de forma absolutamente libre en un marco global de confianza.

4) ¿Sobre qué lados del cuerpo trabajar?

¿Y por qué no sobre los tres lados? En efecto, era esto lo que postulaban los egipcios y los esenios. Por supuesto, se trataban la espalda y la parte delantera, pero también ambos lados de perfil.

La espalda servía siempre de punto de partida si la condición física de la persona le permitía mantenerse con comodidad sobre el vientre. En un ser humano, la mayor parte de las dificultades van a traducirse, entre otras cosas, por múltiples tensiones a nivel de la espalda. Para los antiguos egipcios, no se concebía iniciar un tratamiento sin previamente haber emprendido una disolución, o al menos una reducción, de estas tensiones.

Además, el eje dorsal constituye el verdadero árbol de la vida del ser, el estado de los chakras es perceptible ahí normalmente de forma más neutra que por la parte delantera del cuerpo.

A este respecto, recomiendo vivamente analizar el color de la piel en la región de cada chakra, especialmente en las regiones del coxis y del corazón. En efecto no es raro, sobre todo en la actualidad en la que cada vez más personas viven enormes transformaciones, que estas dos zonas manifiesten importantes enrojecimientos.

En casos extremos, estos enrojecimientos pueden reproducir el diseño arquetípico del chakra en cuestión, una figura triangular o una estrella específica, por ejemplo. Son siempre signos de la sobre-activación del centro sobre el que aparecen.

Hay que tomarlas en consideración ya que indican verdaderos "sobrecalentamientos" del organismo sutil, y pueden ser el origen de trastornos, si no importantes, al menos muy desagradables: sensaciones de ardor intensas, náuseas, fiebres, vértigos, dolores de cabeza...

La mayor parte de las veces, tales manifestaciones cutáneas son debidas a una estimulación demasiado grande de los chakras concernidos. A menudo estimulaciones de orden emocional, pero también estimulaciones causadas por prácticas de meditación, de visualización o de concentración excesivas, incontroladas, o incluso inapropiadas.

De nuevo, un fenómeno de este tipo que sea pasajero no revestirá ningún carácter negativo. Si persiste, la situación puede ser distinta...

En ocasiones, tales placas rojas, acompañadas a veces de pequeños puntos incluso más rojizos, se manifiestan en la parte delantera del cuerpo, especialmente en los chakras cuarto, quinto y sexto. No se deberán tomar más en consideración solo por el hecho de que si sitúen "por delante", y que por ello atraigan más la mirada. De manera general, los esenios, tal como los egipcios, habían observado que las coloraciones cutáneas sobre los chakras eran el carácter más episódico y de orden más emocional en la parte delantera del cuerpo que en la parte trasera. La parte trasera solía traducir un trastorno más instalado.

La posición "de perfil" durante una parte del tratamiento era particularmente apreciada por los egipcios. El enfermo se apoyaba sobre uno de sus dos lados, con una pierna ligeramente doblada hacia delante para mayor comodidad, y con la espalda girada hacia terapeuta. El objetivo de esa posición era el de permitir un tratamiento de imposición de manos de forma simultánea por la parte de delante y de atrás del cuerpo.

Algunos órganos, como el hígado o los riñones, son especialmente receptivos a este tratamiento energético. Se trabaja bien con la totalidad de las dos palmas, bien con la palma de una mano y con tres dedos unidos de la otra mano (*ver página 110*)

Cuando la persona tratada presenta bloqueos emocionales evidentes, la imposición de manos hecha de forma simultánea sobre la parte de adelante y de atrás de los chakras ofrecerá muy buenos resultados.

5) La limpieza energética

Con el objetivo de preparar a una persona para la lectura de sus diferentes auras, los esenios habían desarrollado un método de limpieza bastante completo sobre su "carné de identidad sutil".

a) La serpentina

Se comienza practicándola preferentemente sobre la parte dorsal del paciente. No obstante, puede emplearse igualmente sobre ambas partes del cuerpo si estimamos que este está especialmente tenso, desorganizado o contaminado, por ejemplo en un fumador o en una persona sumisa y dependiente. Se realizará con la ayuda de ambas manos situadas una detrás de otra según los siguientes dibujos. La respiración del terapeuta será libre durante todo el trabajo.

Se trata de una práctica mucho más importante de lo que podemos imaginar. Se empleaba casi de manera sistemática al principio de cada sesión de terapia debido a su impacto equilibrador.

Para los estudiantes-terapeutas que no estén habituados a trabajar con ambas manos, este ejercicio constituye igualmente un excelente aprendizaje.

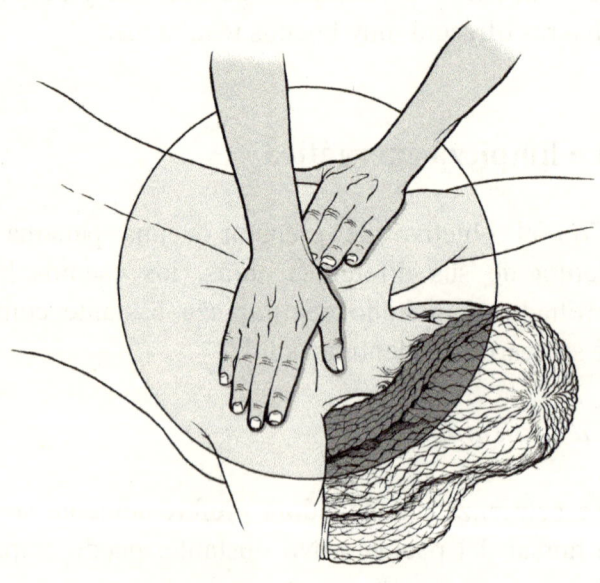

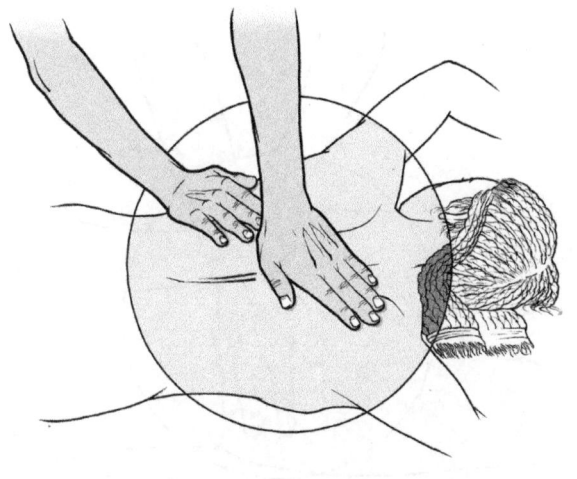

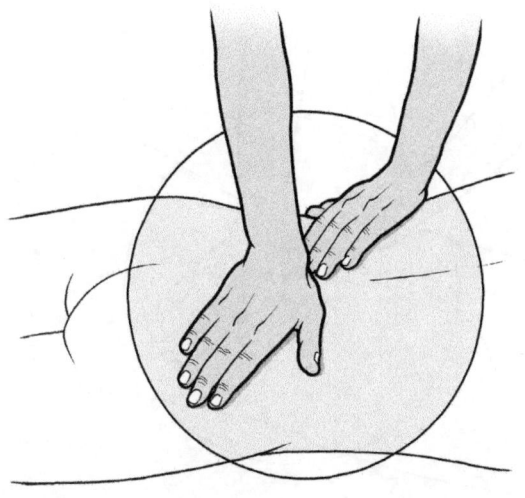

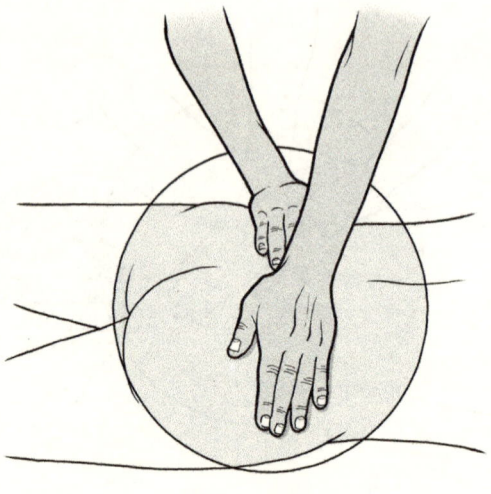

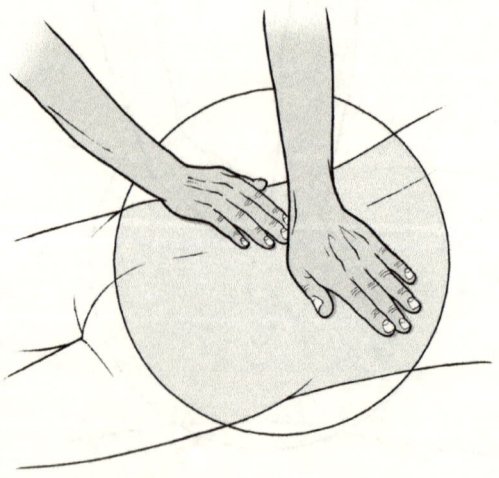

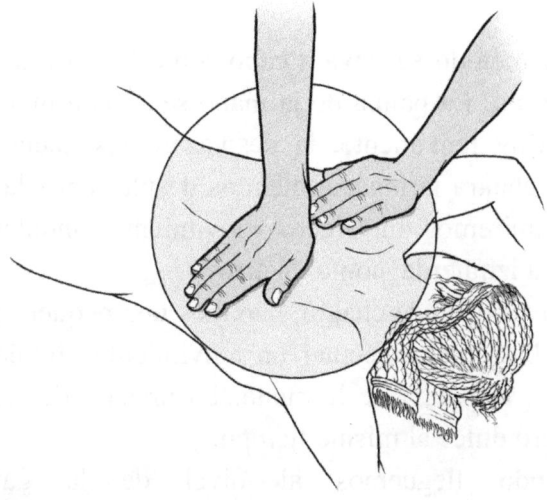

Terminaremos este trabajo sobre la parte dorsal con una larga imposición de manos, situando estas ampliamente sobre la parte superior de los riñones.

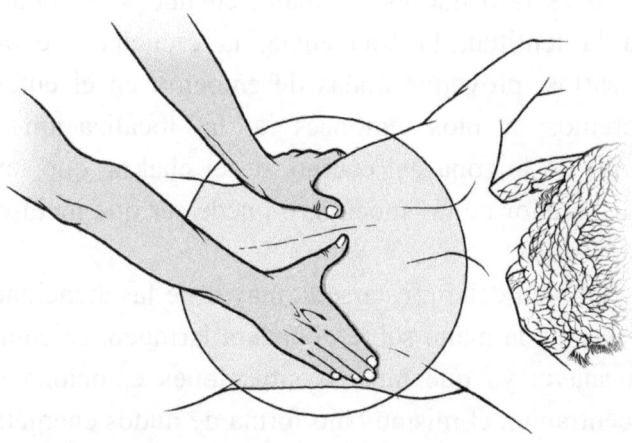

b) El arroyo

Este método se lleva a cabo sobre la parte delantera del enfermo. La palma de la mano se sitúa a nivel de su pubis. Muy lentamente, la desplazaremos hacia arriba, hasta el chakra laríngeo. Mientras desplazamos la mano, le imprimiremos un ligero movimiento ondulante de derecha a izquierda, como un arroyo.

A nivel de cada chakra, haremos una pequeña parada en la subida, para ejecutar un movimiento circular muy lento con la palma de la mano. La presión de esta será firme pero dulce al mismo tiempo.

Cuando lleguemos al nivel de la garganta, simplemente dejaremos quieta la mano, es decir, sin hacer ningún movimiento ni ejercer ninguna presión.

Para una mayor comodidad en el trabajo, antes de comenzar el tratamiento, aplicaremos un poco de aceite sobre todo el eje vertical que vamos a tratar.

No es raro que este trabajo, cuando se ejecuta con toda la lentitud, la conciencia, la escucha y el amor necesarios, provoque ondas de emoción en el enfermo. Estaremos atentos entonces a la localización *muy precisa* de la zona del cuerpo, o del chakra, que servirá de disparador de la emoción, o puede ser que incluso del dolor físico.

También debe prestarse la mayor de las atenciones al impacto de la mano sobre el chakra laríngeo. El contacto será suave, ya que muchas situaciones emocionales se concentran en el mismo bajo forma de nudos energéticos. Conviene no hacerlos dolorosos sobre todo si la persona tratada tiene dificultad en verbalizar sus sensaciones.

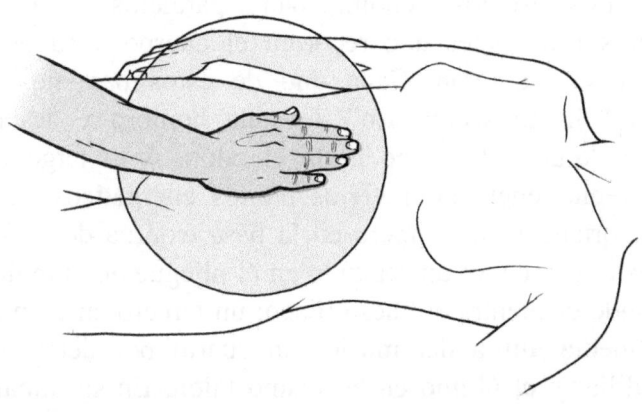

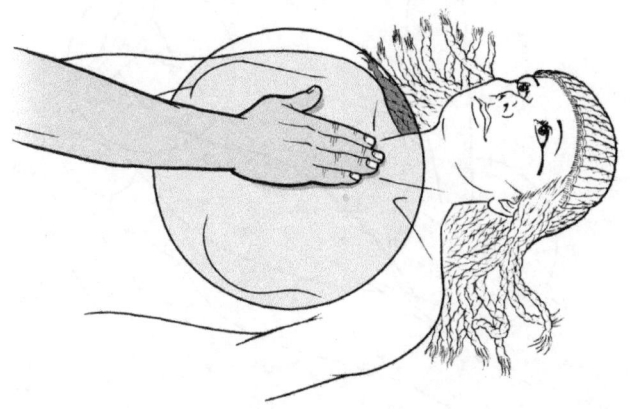

c) *Los paralelos*

Los esenios denominaban "paralelos" a los dos
nadis principales que recorren el cuerpo a su derecha
y a su izquierda. Cada uno de estos paralelos parte
del "chakra secundario" de cada hombro y desciende
a lo largo del cuerpo hasta el talón. A lo largo de su
trayecto, encuentran varios puntos energéticos de gran
importancia; un primero en la base externa de la última
costilla flotante; un segundo en el pliegue de la ingle, ahí
donde encuentra el hueso iliaco; un tercero en el interior,
a media altura del muslo; un cuarto por detrás de la
rodilla; y el último en el mismo talón. En su trabajo de
limpieza de los cuerpos sutiles, los terapeutas practicaban
frecuentemente la incisión etérica a lo largo de estos dos
nadis[1].

Existía un segundo método de trabajo con el fin de
limpiar estos ejes paralelos. Se describe aquí.

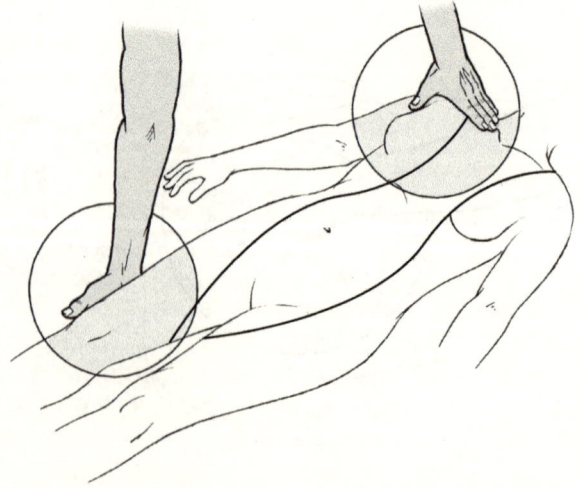

---

1   Sobre el método de incisión ver "Vestidos de Luz".

El trabajo consiste, tal como muestra la imagen anterior, en situar una mano a nivel del centro energético del hombro y la otra en la parte de atrás de la rodilla.

En un segundo momento, se colocan ambas manos a lo largo del cuerpo, de manera que la primera mano se posiciona sobre la última costilla flotante y la segunda sobre el hueso iliaco, como se indica en la siguiente imagen.

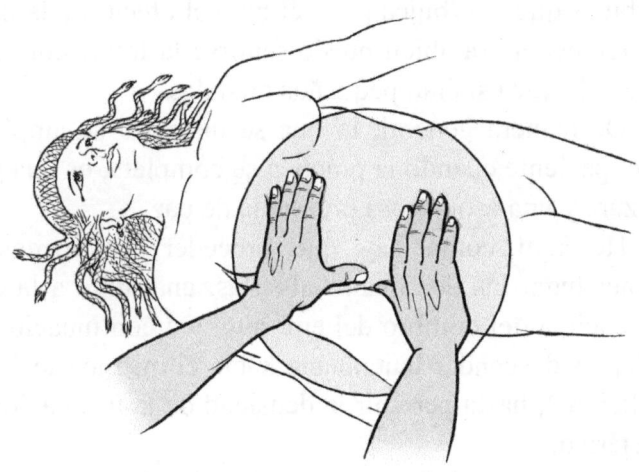

d) El barrido

He aquí una última técnica. Se aplicaba con el objetivo de preparar la lectura del aura, pero también con el fin de atenuar la porosidad de uno o ambos "paralelos".

Hablo de porosidad cuando la palpación etérica o la lectura del aura dejan aparecer una serie de fugas energéticas sobre el eje en cuestión. Este fenómeno es mucho más frecuente de lo que generalmente imaginamos. Sus razones son múltiples y hay que determinarlas caso a caso, pero podemos decir que es el origen de un gran número de fatigas o de estados de fragilidad, ya sea en uno o en ambos lados del cuerpo.

El método en sí mismo es muy simple. Su potencia reside más que nunca en el puente energético que debe crearse entre el terapeuta y el enfermo.

Hay que señalar que durante su desarrollo es muy frecuente que el que recibe el tratamiento intuya de forma inmediata su fuerza por la percepción de una infinidad de burbujas que "burbujean" en él bajo el efecto de la mano del terapeuta. También puede sentirse la impresión, muy física, de que estallan pequeños cristales.

De manera general, lo que se instala o se amplifica en el paciente cuando la práctica se completa, es una gran dulzura y una asombrosa presencia de paz.

He aquí cómo hay que proceder: colocamos en primer lugar las dos manos abiertas, una junto a la otra, por encima del hombro del enfermo, y a continuación las hacemos descender lentamente hacia el mismo, de forma tradicional, hasta percibir la densidad de la irradiación de su etérico.

Una vez realizado lo anterior, hacemos descender lentamente ambas manos, siempre una junto a la otra, a lo largo del cuerpo, desde el hombro hasta la rodilla. *Previamente, habremos pedido al paciente intentar visualizar un velo blanco desplegándose dulcemente sobre toda la zona tratada, al ritmo en que avanzan las manos.*

Es posible practicar igualmente este ejercicio en contacto directo con la piel, como acostumbraban a hacer los egipcios. Advirtamos que no es raro ver en la persona tratada ligeros sobresaltos cuando las manos alcanzan la región de la pelvis, como si estuviera bajo el efecto de pequeñas descargas eléctricas. No hay que inquietarse. Al mismo tiempo que limpia el organismo sutil, el barrido de ambas manos extendidas genera un aporte de energía que está en la base de esa reacción. En esta terapia no trabajamos sobre los nadis, pero extendemos un velo de luz blanca sobre la mitad del cuerpo que se trata.

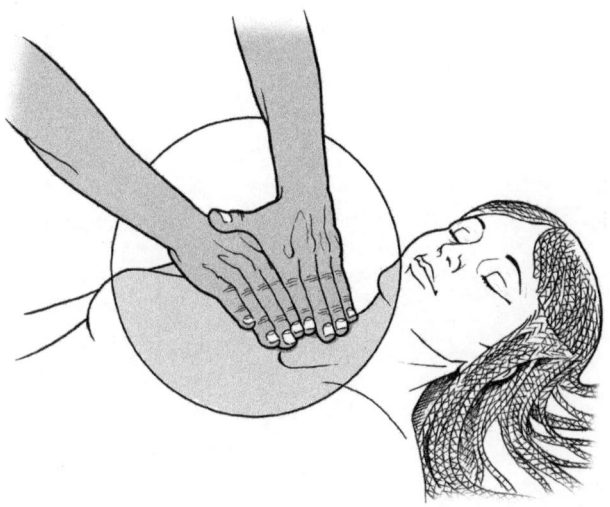

VII

En el corazón de las técnicas

1) Intuición y precisión

A priori, no es nada habitual asociar las palabras "corazón" y "técnica"...

Y sin embargo, es desde esa óptica, o más bien desde ese estado de espíritu, desde el que conviene poner en práctica los elementos de este libro.

Estar en el corazón de una técnica es hacer uno con ella, es integrarla hasta el punto de hacerla perder esa frialdad que la hacía precisamente... una técnica.

Sin embargo, tal actitud no excluye el rigor, y puede que parezca lo más difícil de asimilar en la puesta en práctica de las terapias comunes a los antiguos egipcios y a los esenios.

En efecto, resentir *desde dentro* el lenguaje utilizado por el alma y el cuerpo de otro, abrirse a la Onda universal de curación y transmitirla con la mayor transparencia y permaneciendo estructurado, preciso y con los pies sobre la tierra, no es una tarea fácil. Lo esencial de la dificultad se debe sin duda al delicado matrimonio entre la intuición y la precisión técnica.

La intuición habla de escucha interior, de abandono y de confianza, mientras que la precisión técnica nos indica un saber hacer a través del dominio de gestos y de conocimientos específicos.

Las dos características del transmisor energético que de manera ideal representa el terapeuta son a menudo percibidas, desgraciadamente, como antagonistas. Y es ahí donde está el error, ya que el cerebro izquierdo y derecho no están destinados a combatirse sino a equilibrarse. *De hecho, hablamos de arte mezclado con ciencia o de ciencia con colores artísticos.*

A través de lo que mis propias percepciones me han permitido traer del pasado, siempre me ha maravillado constatar hasta qué punto los movimientos de manos de un terapeuta egipcio o esenio desplazándose sobre un cuerpo enfermo evocaban una danza o, para expresarlo mejor, un ballet. Precisión y suavidad eran sin duda las características de su maestría.

La mayor parte de los gestos se ejecutaban con los ojos cerrados, con las manos haciéndose tan sensitivas que de entrada localizaban, por su simple roce, las zonas o puntos a tratar.

A aquellos que se interesen más por los métodos descritos aquí, no dejaría de recomendarles trabajar de manera decidida en esta dirección.

La gracia de los movimientos, que para algunos podría parecer insignificante, se instala por sí misma a medida que se despliega una armonía real en la práctica del terapeuta. En este sentido, si surge espontáneamente conservando una necesaria sobriedad, esta no es un artificio, sino por el contrario, una marca de justa conexión con la Divinidad. Traduce el prolongamiento natural de Esta. Por esencia, lo sagrado es siempre hermoso.

La precisión de los gestos en el posicionamiento,

en el desplazamiento de las manos, no debe inducir la mínima rigidez. Los Antiguos no petrificaban nada en la enseñanza de sus prácticas ni en la realización de las mismas.

Así, las indicaciones técnicas y los métodos descritos aquí son en primer lugar puntos de referencia. Serán susceptibles de variaciones o de extensiones en la medida en la que el resentir y el saber hacer del terapeuta florezcan. Lo serán también en la medida en que las hayamos integrado de manera suficiente para darnos cuenta de que representan un "marco de referencias" y no barrotes de una prisión.

Aunque corresponde a una realidad precisa, el trayecto de un nadi nunca será una línea continua que no se pueda atravesar...

Más allá de su funcionamiento general y tradicional, los egipcios ya habían comprendido que cada cuerpo humano tiene su lógica y su equilibrio personales y que corresponde a cada terapeuta aprender a decodificarlo y a dejarlo expresarse. Cada cuerpo tiene sus propias palancas de acción. Esta toma de conciencia representa en efecto uno de los elementos fundamentales de la disciplina terapéutica tal como se enseñaba en otro tiempo.

Así, todo elemento técnico servirá de base de reflexión y de desarrollo al que lo ponga en práctica, sin sentirse encerrado en el mismo. No tendría sentido ofrecer una terapia tal como se toma una píldora, es decir, de manera esquemática, posicionando de manera exacta "una mano aquí, otra ahí y punto final". Se me dirá que es evidente, pero sin embargo...

2) Manos y dedos

a) *Las manos extendidas*

De manera general, evidentemente utilizamos las manos extendidas. El error más común consiste en abrir los dedos para cubrir mejor la zona a tratar. Sin embargo, haciendo esto dispersamos la corriente de curación. Una lectura rápida del aura de la mano permite darse cuenta de ello: una especie de pequeños escapes luminosos parecidos al humo de un cigarro son visibles entre cada dedo, especialmente en sus puntos de unión y de articulación. En efecto, la irradiación de la mano se extiende más, pero pierde mucho en concentración, lo que es contrario al objetivo esperado.

La búsqueda de la focalización de un rayo de curación estaba en el seno de la enseñanza egipcia. Los terapeutas de esa época habían constatado, tras largas observaciones, que la curación de una zona del cuerpo se iniciaba frecuentemente con la siembra en ella de cierto número de "semillas luminosas". Habían comprendido que estas "semillas" nacen de puntos de impacto de una mano sobre un órgano, que crecen poco a poco y terminan por lanzar entre ellas filamentos luminosos. Este se vuelve entonces parecido a una red o a un tejido cuya intensidad y actividad restauran la salud.

En otras palabras, una mano trabaja a través la "infiltración". Cuando la mano se vuelve un todo vibratorio que no deja lugar a fugas o a una dispersión de fuerza, la "infiltración" es más eficaz.

En Egipto era frecuente trabajar simultáneamente con las dos manos extendidas, ya fuera en dos puntos separados del cuerpo para ponerlos en relación (generalmente el órgano enfermo y su chakra director), o bien tomando una zona del cuerpo tal como un "sándwich" entre ambas palmas (por ejemplo, una mano bajo el cuerpo a nivel de un riñón y la otra sobre la parte delantera, a la altura del mismo riñón).

b) El surco

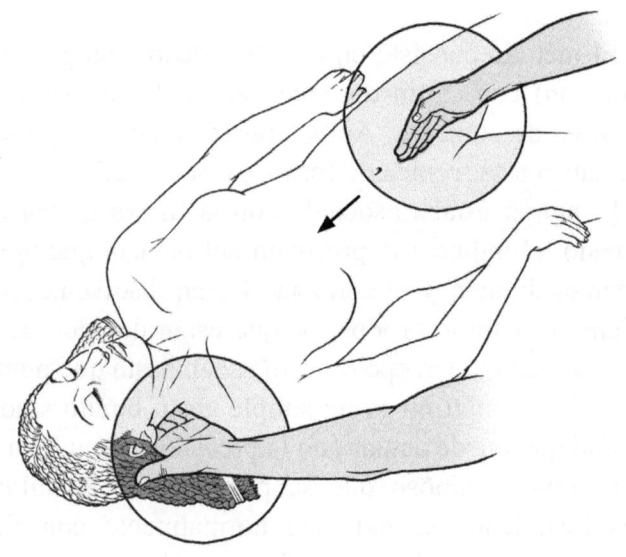

Los esenios también realizaban el trabajo efectuado con el dorso de la mano. Se servían del mismo como un arado que traba dulcemente un surco en el etérico de un organismo. El surco en cuestión era "abierto" de manera delicada, sin ejercer una verdadera presión sobre la piel, generalmente desde abajo hacia arriba a lo largo de un nadi. Esta técnica podía efectuarse con una mano mientras que la otra se ponía en contacto, al otro lado del cuerpo, con el punto de llegada del surco.

Se utilizaba este método con el fin de ampliar un

canal de circulación que se suponía estaba debilitado o atascado con escorias etéricas debidas a situaciones emocionales no superadas. Tales escorias podían verse bajo la forma de pequeños cristales de amarillo grisáceo con manchas oscuras.

c) Los dedos unidos

El método consiste en unir tres dedos (pulgar, índice y corazón) con el fin de hacer surgir de su extremo un solo rayo de curación. Ambos pueblos, egipcio y esenio, apreciaban esta técnica de forma extraordinaria.

El pulgar estaba asociado con la fuerza global de lo Increado, el índice a la precisión del planeta que hoy día llamamos Júpiter, y el corazón al gran disolvente que es el tiempo, Saturno. Todos los que están dotados de algo de capacidad de percepción sutil saben hasta qué punto su haz de luz común no es un simple gesto bonito sino una realidad que puede actuar con la precisión de un bisturí.

El rayo luminoso que se produce por la unión de estos tres dedos se extiende normalmente con fuerza en una distancia de unos diez a quince centímetros. Corresponderá por tanto a cada uno testarse antes de comenzar a trabajar a la distancia correcta del cuerpo. La aplicación del rayo se hará de forma inmóvil, en un punto preciso, o mediante lentos desplazamientos en una zona determinada.

En ambos casos, se constatará fácilmente la potencia descongestionante y activa del haz luminoso así creado. Además, no es raro que el paciente tenga la impresión de ser tocado físicamente exactamente en el lugar donde el rayo actúa. Esta sensación puede a veces ir acompañada de dolores. Estos serán equivalentes y no más inquietantes que el ardor provocado por un paño con alcohol aplicado sobre una rozadura para desinfectarla.

Tengo que explicar una extensión de este método que parece haber sido desarrollada sobre todo desde el Templo de curación de Abidos. Personalmente, lo he llamado el método del "cuenta gotas".

Cuando los tres dedos están unidos, les hacemos ejercer de manera simultánea una serie de pequeñas presiones, como si tuvieran entre sus extremos el pequeño depósito de caucho de un cuenta gotas. El resultado es que el rayo luminoso así proyectado sobre la zona tratada se ve reforzado en cada sacudida o presión ejercida por los dedos.

Cuando queremos aliviar un punto o liberar un canal determinado que provoque fuertes dolores, este método se revela particularmente eficaz. Era muy utilizado a nivel de la vesícula biliar, de los riñones y de la vejiga.

3) La preparación de la zona a tratar

Los terapeutas egipcios y esenios otorgaban una gran importancia a la desinfección de la zona a tratar antes de emprender el tratamiento propiamente dicho. Esta desinfección no se aplica a todo el cuerpo, sino a la parte del mismo en la que se localiza el problema, que debemos tratar localmente. En cierto modo, se trata de preparar el terreno de operación.

Para hacerlo, utilizamos el método de los tres dedos unidos descrito anteriormente. Con la ayuda del rayo común, dibujamos a distancia sobre el cuerpo varias series de líneas verticales y horizontales con el fin de crear una red.

La zona así definida se encontrará limpia de toda mancha etérica y estará más abierta al tratamiento que se le va aplicar.

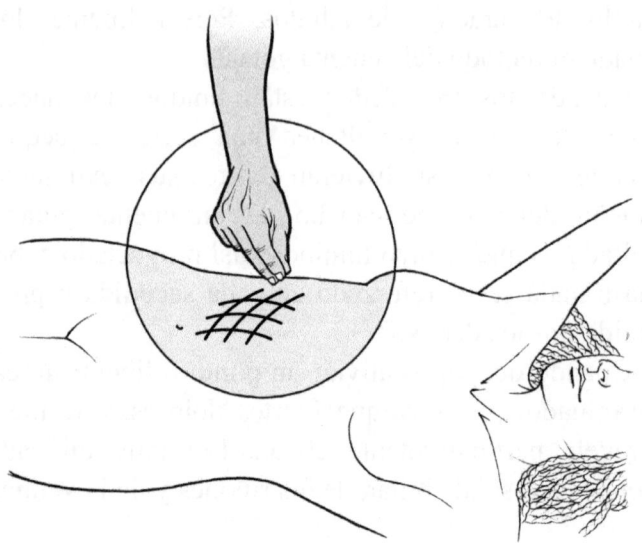

4) La dinamización

a) La cruz de vida

Esta sencilla técnica concierne a las zonas en las que claramente se aprecia una pérdida energética. Los esenios, que daban una especial importancia al timbre y a la calidad de la voz, la aplicaban mucho en la región de la laringe con el fin de tonificar su chakra director. Habían observado que esa zona está entre las más sometidas a importantes fluctuaciones energéticas. Numerosas emociones van a "acumularse" en dicha zona. La cólera, el miedo, la tristeza y muchas otras manifestaciones de estados de ánimo se acumulan en esta zona poco a poco, y dejan en la misma huellas que terminan por debilitarla la mayor parte de las veces.

Con la ayuda de estos tres dedos unidos, trazaban en el contorno de la zona tratada cruces de vida (*ankh*). Circunscribiéndola, la dinamizan de manera armoniosa. La cruz de vida egipcia se refiere en efecto al arquetipo de la fecundidad y de la regeneración. El siguiente croquis indica el sentido del movimiento a realizar con los tres dedos.

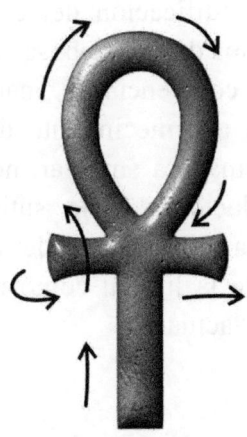

b) La siembra

Aunque menos precisa que la anterior, esta práctica es destacable ya que permite trabajar de forma eficaz y dinámica en zonas del cuerpo más extensas e imprecisas en los casos de un diagnóstico difícil.

Cogemos con la mano una masa de luz "en el aire" y la proyectamos enérgicamente sobre el cuerpo como si se tratara de un puñado de granos a sembrar. El ejercicio debe repetirse diez veces sobre la zona a tratar.

Soy consciente del aspecto extraño e incluso desconcertante de esta técnica, que podría hacer sonreír a más de uno. Y sin embargo... Hay que comprender que su eficacia está condicionada por la relación que el terapeuta mantiene con lo que en general llamamos energía pránica.

En efecto, en esta técnica, más que en ninguna otra, el terapeuta debe percibir la luz como un elemento tangible y una fuerza que le corresponde modelar. Esto implica un estado del ser en el que el terapeuta buscará especialmente la modificación del estado vibratorio de sus manos. Podríamos decir que buscará su etereización.

Tal estado de conciencia se manifiesta a menudo por una especie de adormecimiento de las manos y los brazos, lo que, de manera singular, no resta nada de su sensibilidad en relación con lo sutil. Si el terapeuta se encuentra en la disposición de espíritu requerida, percibirá claramente la luz tal como una materia con la que le corresponde "actuar".

5) La liberación emocional

La liberación de cargas emocionales de un enfermo era el objeto de trabajo constante de los terapeutas egipcios y esenios. Estos eran conscientes del hecho de que ciertas agrupaciones de células y ciertos órganos eran susceptibles de memorizar fácilmente estados emocionales y se volvían de este modo fuentes de multitud de desórdenes. Aliviar a un cuerpo y a un alma de las emociones que la habitan era por tanto primordial para ellos.

Daban preferencia al acto terapéutico en su aspecto

dulce, incluso si este tenía lugar fuera de la conciencia del enfermo. Evidentemente, podía ocurrir que la terapia empleada provocara en él desbordamientos emocionales cuando se ponían en evidencia tensiones extremas. Sin embargo, la mayor parte de las veces la eliminación de las emociones se hacía con suavidad.

Por tanto, las prácticas utilizadas daban preferencia a la dulzura y se efectuaban aceptando el hecho de que esta a veces requería algo de tiempo antes de mostrar sus frutos de manera ostensible.

Se prefería siempre la profundidad de un trabajo operado lentamente al aspecto espectacular de una conmoción energética a menudo difícil de controlar y susceptible de causar secuelas.

Liberar a un ser del mal que sufre, sí... pero no a costa de sus desestabilización a otro nivel. En otras palabras, esto significa que no basta señalar con un dedo un bloqueo emocional y hacerlo expresarse.

Hay que saber hacerlo con maestría, es decir, con conciencia y amor. Asimismo, no hay que dejar al paciente "en el vacío" frente a lo que se manifiesta en él. En este sentido, podemos decir que la dulzura, incluso la ternura, de la práctica egipcio-esenia representa una seguridad en sí misma.

a) El arroyo (2)

Retomaremos el ejercicio descrito en la página 98 (capítulo 6, apartado 5b) en el marco de la limpieza energética del organismo. Sin embargo, bastará terminar este trabajo situando las manos de manera prolongada en forma de T sobre la caja torácica. Una mano en horizontal como para reunir las clavículas y la otra en vertical sobre el esternón.

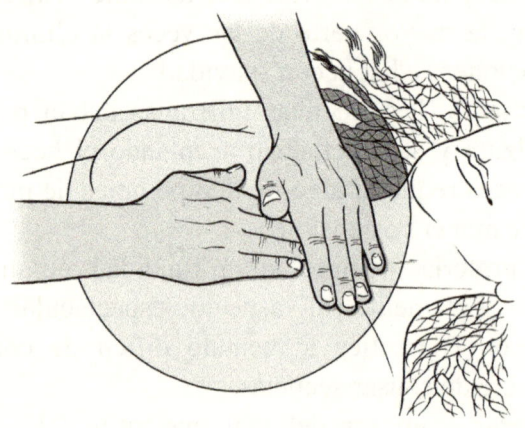

b) *El método de las diagonales*

Los que conocen el mapa de los nadis principales del cuerpo humano saben que dos grandes ejes de energía se reencuentran en el centro del pecho tal como dos tirantes. Uno parte del hombre izquierdo para desembocar en el lado exterior de la última costilla flotante derecha, y el otro comienza en el hombro derecho para llegar al mismo punto de la última costilla flotante izquierda. El conjunto forma por tanto una especie de gran X cuyos brazos se cruzan a nivel del chakra cardiaco.

El ejercicio siguiente consistirá en situar las manos de modo que sigan de manera global el trayecto de esa X, con la única diferencia de que la mano que esté por debajo se situará ligeramente bajo el pecho con el fin de cubrir la totalidad de las costillas inferiores.

En resumen, situaremos en primer lugar una mano

extendida desde la cavidad del hombro derecho hacia el chakra del corazón y la otra desde las costillas inferiores del lado izquierdo hacia el chakra del corazón (fig.1).

En un segundo momento, simplemente desplazaremos la mano que reposa sobre las costillas del lado izquierdo hacia la derecha (fig.2).

En tercer y cuarto lugar, haremos exactamente lo mismo pero invirtiendo las manos, con el fin de que la X de los nadis sea totalmente cubierta por el conjunto del ejercicio. Si es necesario, el terapeuta cambiará de lugar respecto al enfermo para una mayor comodidad en su práctica.

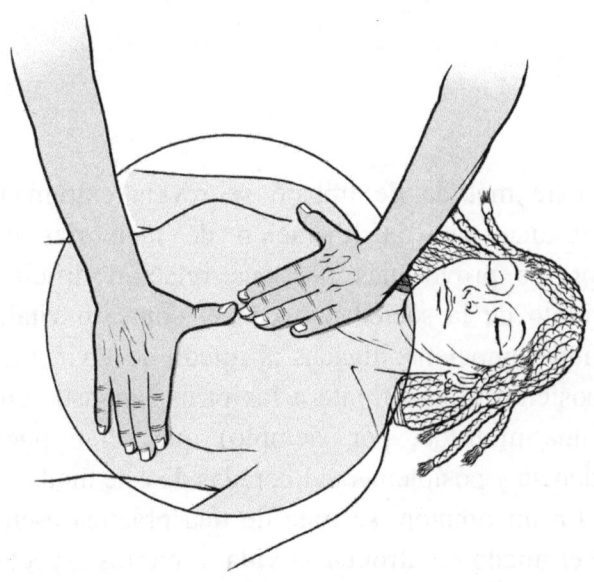

Fig. 1

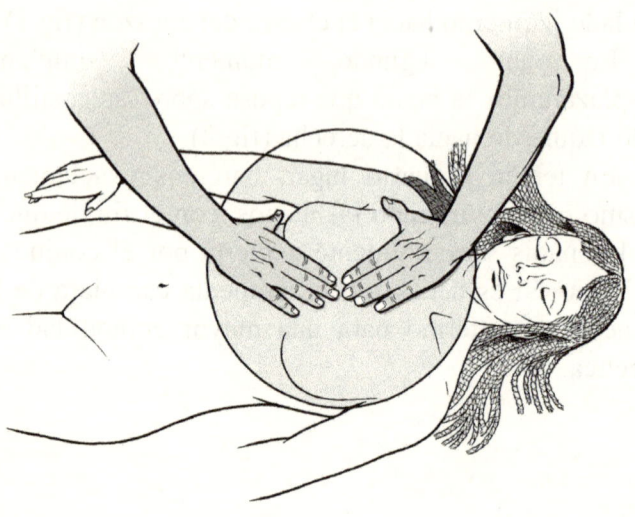

Fig. 2

Este método de trabajo se revela extremadamente interesante para la liberación de memorias celulares dolorosas provocadas por una relación difícil con el conjunto de la sociedad o con el contexto vital. Son a menudo emociones ligadas al miedo de vivir y a asumir la posición propia frente a los otros (angustia en medio de una multitud, por ejemplo) que serán puestas en evidencia y posiblemente liberadas de este modo.

En mi opinión, se trata de una práctica esencial, ya que el miedo de afrontar la vida, o ciertos aspectos de la existencia, está presente en gran parte de entre nosotros. Indudablemente tiene más su razón de ser hoy que hace algunos milenios...

Antes de emplearla, los egipcios realizaban un

trabajo de armonización del chakra laríngeo y la terminaban por una limpieza del canal biliar con la ayuda de los tres dedos unidos.

c) Las memorias del coxis

El coxis es en efecto uno de los puntos del cuerpo más delicados de tratar. Detrás y bajo el mismo, es decir, en conexión directa con él, está enroscada la tremenda fuerza de la Kundalini. Por tanto, tocar el coxis está lejos de ser algo anodino. Tal como lo he mencionado anteriormente (*Capítulo V. 4 La dimensión espiritual*), solo actuaremos en esa zona con infinitas precauciones y nunca sin estar seguros de una buena apertura del chakra coronal.

Los antiguos terapeutas tenían en consideración la región del coxis con el fin de suscitar visiones o sueños de carácter liberador, especialmente cuando la persona tratada alimentaba la sensación de estar interiormente bloqueada en su vida.

Los bloqueos en cuestión pueden ser de dos tipos: una carga del pasado arrastrada como un grillete por el enfermo y que le limita su conciencia, o que incluso le hace crisparse entorno a un síntoma físico; o una carga presente frente a la incertidumbre del futuro. Cualquier acción de transformación, cualquier atrevimiento, se ven entonces frenados, si no proscritos. Esta actitud interior se encuentra en el origen de multitud de enfermedades.

Para liberar las tensiones ligadas a estos dos tipos de cargas, era habitual trabajar por impulsos energéticos las bases izquierda y derecha del coxis, para entrar en relación con los canales izquierdo y derecho del eje de la Kundalini. El canal izquierdo está en relación con el bagaje del pasado mientras que el derecho concentra los gérmenes energéticos creados por una resistencia frente al futuro.

La técnica egipcia consistía en situar las manos tal como se indica en la siguiente figura.

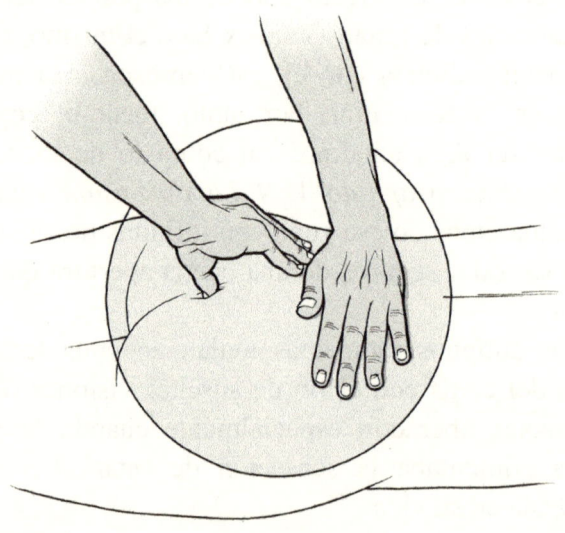

El pulgar de la mano que tratará el coxis, se situará en la base de este, ligeramente desplazado a su izquierda o a su derecha en función del canal que se vaya a tratar. La presión física debe ser muy moderada, lo esencial de la curación debe ser efectuado por el influjo energético que se ofrecerá con la ayuda del pulgar. Durante ese tiempo, los otros dedos de la mano se situarán en la región del sacro. La segunda mano debe colocarse de forma natural en sentido horizontal sobre las lumbares.

Con frecuencia tienen que tratarse de manera simultánea los canales derecho e izquierdo de la

Kundalini. En ese caso, se terminará esta fase de la terapia posicionando el pulgar justo en la base del coxis, subiendo a continuación lentamente hasta llegar a las vértebras sagradas. Este acto permitirá armonizar los dos impulsos, derecho e izquierdo, por medio del canal central de la Kundalini. La presión del pulgar será moderada y deberá tener en cuenta absolutamente el eventual dolor del paciente. Durante esta fase, la segunda mano se situará tal como lo muestra el siguiente dibujo (figura 1), subirá lentamente hacia el chakra cardiaco al mismo ritmo que el pulgar alcanza la región del sacro.

Finalmente, la práctica se terminará con la posición alineada de ambas manos, una sobre el segundo chakra y otra sobre el cuarto (figura 2).

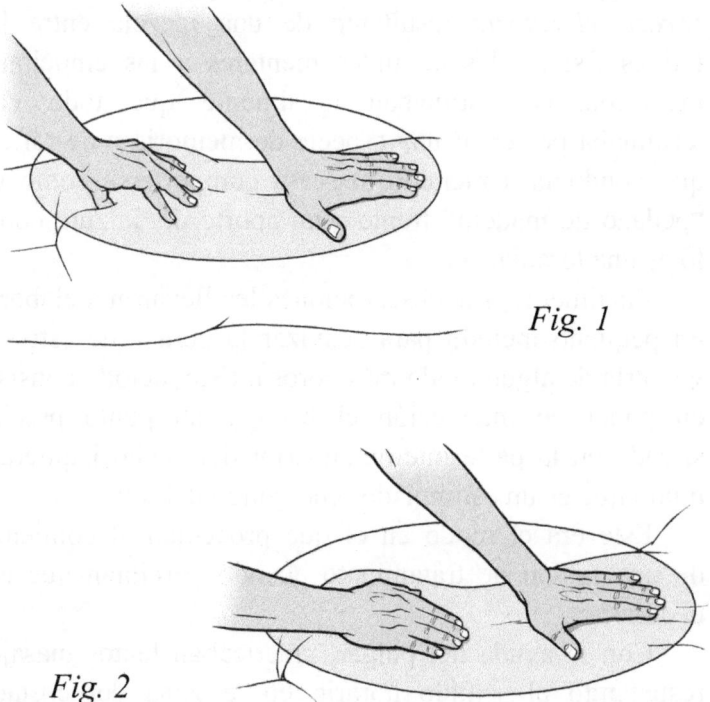

Fig. 1

Fig. 2

d) Neutralizar el estrés

Aunque la noción de estrés es relativamente reciente en nuestro mundo moderno, su realidad y sus consecuencias también existían hace algunos miles de años. Los motivos por los que se producía eran simplemente diferentes, y su existencia estaba menos generalizada, menos ligada a la vida cotidiana que, aunque no era fácil, no presentaba el carácter trepidante como la que conocemos hoy día.

Los sacerdotes-terapeutas habían observado que sus terapias parecían a veces "resbalar" sobre ciertas personas, como si se mostraran impermeables a todo aporte energético o incluso incapaces de estar en estado de receptividad. Atribuían este hecho a una verdadera *coraza vibratoria* resultante de una mezcla entre las fatigas físicas, las actitudes mentales y las emociones incontroladas. Estimaban igualmente que todo ello terminaba por crear una especie de memoria o de reflejo que conducía a menudo al ser a comportarse como un "pedazo de madera" frente a un aporte de dulzura como lo es una terapia.

Finalmente, sus observaciones les llevaron a elaborar un pequeño método para suavizar la coraza de estrés y volverla de algún modo más porosa. Este método consiste en poner en interacción el bazo y un punto preciso situado en la parte interna superior del pecho izquierdo, punto que es un estimulador energético del timo.

Este era el modo en el que procedían al comienzo de una sesión de tratamiento cuando percibían que era necesario.

Con la ayuda del pulgar, practicaban lentos masajes respetando el sentido horario en la zona del costado izquierdo correspondiente al bazo. Desde esta zona, subían con el pulgar a lo largo del esternón hasta situarse en el chakra cardiaco. Desde ahí, dirigían el pulgar hacia un punto preciso en la parte superior interior del pecho izquierdo. El resto de la mano seguía dulcemente el movimiento permaneciendo también en contacto directo con la piel.

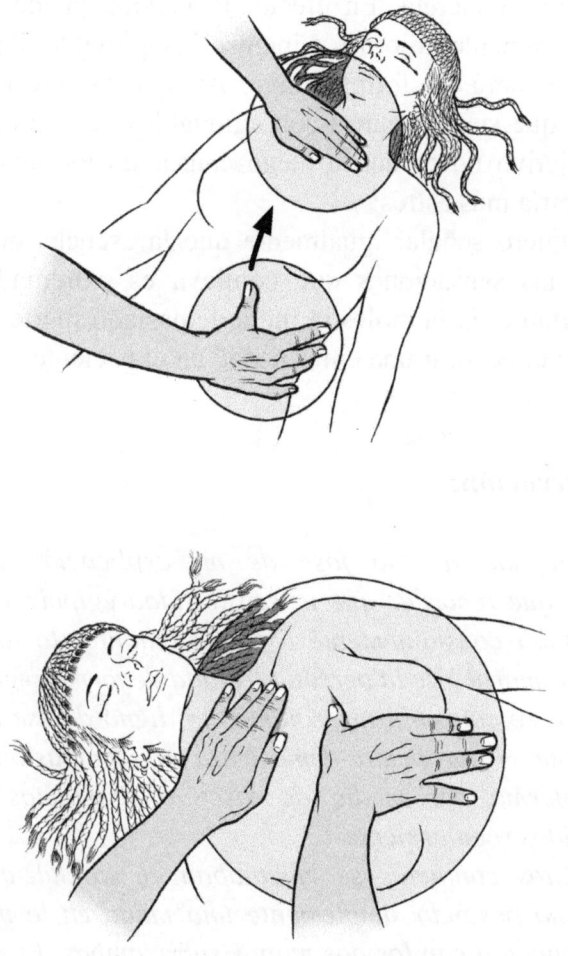

Veréis que el conjunto del gesto traza una especie de media luna extendiéndose entre el bazo y el punto reflejo del timo. Tal punto se localiza fácilmente ya que es especialmente sensible a la presión que el pulgar ejerza sobre él. Esta presión irá acompañada de un movimiento circular muy suave, siempre en el sentido horario.

Hay que señalar que algunas personas apenas soportan la mínima tensión del pulgar del terapeuta sobre esa zona concreta. En efecto, la presión puede resultar excesivamente dolorosa e incluso insoportable. Por tanto, solo se hará de forma suave. Aunque tal presión y el dolor que suscita nunca son agradables para el enfermo, el objetivo no es desde luego causar un tormento, ¡que generaría más estrés!

Quiero señalar igualmente que la escucha del dolor y de las sensaciones que conlleva es extremadamente importante. Si la molestia fuera demasiado fuerte y larga, podría engendrar una enfermedad en el paciente.

Observación:

Llegado a esta fase de mi explicación técnica, tengo que recordar que la sensibilidad egipcia y esenia enseñaba constantemente a los estudiantes la toma del "pulso moral" de la persona tratada de forma regular.

No se concebía un tratamiento digno de ese nombre sin que el terapeuta demostrara su compasión hacia el enfermo por medio de discretos contactos físicos repetidos regularmente.

Estos contactos se efectuaban en la dulzura y la escucha posando simplemente una mano en la muñeca, en la nuca o con las dos manos sobre ambas. El humano que ama debía acallar en sí al técnico erudito. Percibían claramente que de ese modo se dejaba atrás lo difícil, lo doloroso, lo desesperante, incluso lo imposible.

Ojalá hoy día podamos encontrar plenamente el sentido original, sano, lógico y alegre de todo ello.

VIII

El terapeuta-canal

Todos los que conocen el ámbito de las terapias energéticas saben bien que un terapeuta solo es el camino privilegiado elegido por la Corriente universal de vida para proponer la curación.

Por ejemplo, entre las personas que aplican la llamada *pranoterapia,* resulta obvio afirmar "No soy yo el que cura…"

En efecto, no hay nada que añadir ante esta afirmación, excepto que, como tantas otras, se ha vuelto demasiado banal de tanto repetirla, sin comprender necesariamente lo que implica y exige por parte del terapeuta.

1) ¿Canal de qué?

Ser un canal durante un tratamiento, sí, por supuesto… ¿Pero canal de qué?

Precisémoslo aun a riesgo de parecer prosaicos: un canal es un conducto, un tubo. Y todos sabemos que un tubo puede estar hecho de cobre, de plástico o de caucho... Puede ser de diferentes tamaños, puede estar sucio, tener agujeros o ser poroso. Puede, en definitiva, estar conectado a multitud de fuentes más o menos límpidas... ¡incluso a fuentes no límpidas en absoluto!

Así, si es fácil decir que se es canal de una fuerza superior, es mucho menos fácil serlo realmente.

Sin duda, esto no es nuevo. Los sacerdotes-instructores del Egipto antiguo y del Monte Krmel lo conocían bien, ellos constantemente orientaban a sus estudiantes en la vía del equilibrio, de la lucidez, de la auto-observación y de la sensatez, es decir, de la maestría. El principio de la canalización era tan frecuente como hoy, incluso en un contexto terapéutico.

En efecto, cuando se deja de sentir la técnica como un conjunto encasillado de elementos del que no podemos salir, ocurre *algo* en la conciencia del ser que abre la puerta a fenómenos, a Presencias a las que podemos dar todo tipo de nombres.

Si hoy día se afirma que es uno u otro ser el que viene a curar a través de las manos de un terapeuta, en otro tiempo era Osiris, Neter, un gran faraón que ya había pasado al Reino de los Muertos o un ángel protector de la fraternidad esenia. El nombre importa poco en realidad, si es que hay nombre, ya que se trata mucho más de Principios vibratorios que de personalidades en el sentido humano del término.

El problema no es ese, sino la manera en que el Principio es captado, orientado y ofrecido. Dicho de otro modo, todo depende del nivel de conciencia del terapeuta. Este nivel de conciencia implica un nivel de honestidad, de sencillez, de abandono, y evidentemente, de compasión. No se inventa solo con la buena voluntad. Tampoco se crea por la suma de una larga serie de seminarios; se descubre pacientemente a través de la experiencia global de la Vida y por la audacia de recorrerla sin fronteras.

Los Misterios iniciáticos de otro tiempo, así como los periodos tradicionales de "retiro en el desierto", no tenían otra función que la puesta a prueba del terapeuta. Este debía en primer lugar aprender a conocerse sin engaño a nivel emocional y egótico. Dos niveles que no podían "pasarse por alto" si se quería canalizar una Onda de curación, anónima o no.

Hace muchos años que afirmo que la iniciación en nuestros días ha descendido a la calle. Sin duda es más cierto que nunca, ya que nuestras almas y nuestros cuerpos no tienen otra opción que la de forjarse a través de las pruebas extraordinariamente diversificadas de nuestras vidas y con la aceleración del ritmo de estas.

Si podemos continuar siendo instruidos en recintos privados y discretos, somos puestos cada vez más frente a nosotros mismos y a lo que hemos asimilado en el seno de un mundo en permanente cambio.

Este estado constituye a la vez un regalo y una prueba. En efecto, nuestra época y nuestra sociedad nos ofrecen la rara oportunidad de analizar quiénes somos y lo que queremos realmente. Se nos da toda la libertad: entre autenticidad y engaño, entre deshonestidad e integridad.

Si tenemos en cuenta la suma de exigencias que se describen en este libro, el terapeuta se encuentra de manera sorprendente en el cruce exacto de esa toma de conciencia. Cuando aspira a tal magnitud, es decir, a un verdadero Servicio a la vida, debe medirse a sí mismo de manera regular, sin lo cual puede caer en la trampa de su propio reflejo.

En efecto, mentir a otro es muy sencillo, mentirse a uno mismo puede serlo igualmente ya que la auto-hipnosis es un fenómeno corriente... pero en ambos casos el despertar es difícil y doloroso. Así, es mejor no alardear de canalizar algo o a alguien y así inflar una enorme burbuja de jabón que tarde o temprano terminará por estallar, aunque solo sea en el centro de nuestro corazón.

Lo verdadero, es decir, lo simple y lo fluido, terminan siempre por tener la última palabra... Es a esto a lo que el cuerpo y el alma del terapeuta son llamados a abandonarse.

2) Cuando las manos cobran autonomía

Este es un fenómeno que, un día u otro, se dará en toda persona que cure en estado de comunión con un Principio Superior. Se manifiesta normalmente de forma espontánea por la pérdida progresiva de control de los movimientos ejecutados por las manos. Esta pérdida puede ser parcial y puntual, o bien total y continua durante la terapia. En ambos casos es precedida de una actitud de abandono, de transparencia y de confianza por parte del terapeuta.

Los instructores de la fraternidad esenia afirmaban que esta autonomía de las manos no debía buscarse ni huirse, sino que se instalaba por sí misma como un estado de hecho en un momento dado de la práctica. Sin embargo, para ellos era evidente que su ausencia no era en absoluto una señal de falta de elevación interior. En la práctica de un arte las herramientas son múltiples, ninguna es superior a otra ya que todas solo traducen sensibilidades diferentes.

El fenómeno de la autonomía de las manos comienza la mayor parte de las veces por una sensación de entumecimiento de estas. Este es debido a un desprendimiento más o menos importante de su contraparte etérica. En otras palabras, el molde etérico de las manos se extrae progresivamente de su forma de carne bajo el efecto de un desprendimiento de la personalidad del terapeuta.

¿Cómo se desplazan las manos entonces para dispensar una terapia? Sus movimientos se efectúan bajo el efecto de dos fuerzas posibles, que son de diferente naturaleza aunque ambas convergen.

a) La fuerza de transmisión

Proviene de la acción de la Conciencia superior del terapeuta, es decir, de esa "zona" de su ser que se sitúa más allá de su personalidad encarnada, que comienza a manifestarse a través de su octavo chakra (ver página xx capitulo 3 apartado 5). En ese caso, el doble etérico de la mano o las manos solo se libera parcialmente y la sensación de entumecimiento es ligera. Las manos del terapeuta simplemente están teledirigidas por un Principio que actúa como un puente en sí mismo entre lo humano y lo sobre humano.

Casi en la totalidad de los casos, la manifestación de este fenómeno de transmisión requiere que el terapeuta tenga los ojos cerrados. El tratamiento entonces no es más que absoluta meditación, hasta el punto de que todos los elementos técnicos básicos descritos en este libro se desvanecen por sí mismos dejando lugar a *otra cosa*.

Quiero precisar que no estamos en el ámbito del "más o menos" dentro del cual nos fiaríamos; tampoco en el ámbito de lo intuitivo, a menudo demasiado impreciso. Estamos totalmente en el abandono a un Principio Superior que sabe y conoce, en cuyo seno todas los ideas preconcebidas se rompen en pedazos.

b) La fuerza de canalización

Se trata de la intervención real de una Presencia totalmente exterior a la persona del terapeuta. Esta se manifiesta, bien por una insensibilización completa de sus manos y de sus brazos que escapan totalmente a su control, o bien por una toma de posesión de la totalidad de su cuerpo.

Por tanto, el terapeuta es en ese momento investido por una Presencia Luminosa que realiza la terapia en su lugar. En ese caso hablamos de una canalización, o incluso de un trance en el sentido pleno del término, ya que el cuerpo del terapeuta se convierte en instrumento de una Fuerza que le sobrepasa y le utiliza de forma sagrada. La conciencia del terapeuta está entonces ausente, absorbida por otro universo del que generalmente no recuerda nada cuando vuelve a su cuerpo.

Este fenómeno es mucho menos común de lo que puede creerse y puede presentarse con multitud de variantes. Estas son debidas al nivel de preparación interior del terapeuta y a su capacidad personal de soportar el choque vibratorio que supone.

Es evidente que ningún terapeuta puede decidir por su propia iniciativa curar de esa manera. El fenómeno se impone por sí mismo... o no ocurre. Nunca es el resultado de una elección, sino de un estado de su propia persona que le predispone a ese tipo de servicio.

¿Es necesario precisar que la cualidad de la investidura, y por tanto de la Presencia que se manifiesta, dependen únicamente de la pureza del alma del terapeuta, de su equilibrio psíquico y de su resistencia física?

En el Egipto antiguo, los que alardeaban de tales dones en la práctica de las terapias durante su período de prueba eran seriamente controlados por los sacerdotes que les formaban. No se maravillaban de un fenómeno semejante sino que se le consideraba como extremadamente sagrado, lo que es muy diferente. Eso significa que se procuraba extraerlo de todo contexto emocional con el fin de tratarlo de forma íntima, profunda, noble y luminosa.

En efecto, durante este tipo de "acontecimiento terapéutico", se unen los universos. Estos se fusionan en el seno del cuerpo del terapeuta, cuya tasa vibratoria se incrementa considerablemente. Su voz puede entonces modificarse, así como su comportamiento, lo que es lógico ya que deja de ser él el que dirige su vehículo.

Finalmente, hay que precisar que un enfermo debe ser necesariamente prevenido de antemano de la eventualidad de tal manifestación durante la terapia que va a recibir. No todas las personas son necesariamente receptivas a ese tipo de fenómeno y de concepción de los tratamientos energéticos, ni mucho menos. Tampoco todo el mundo está cómodo ante una intervención de orden sutil tan tangible y potente como esta. Lo que era normal y evidente hace varios milenios, hoy día en nuestra sociedad lo es mucho menos. Una terapia siempre pasa por el respeto de la sensibilidad y del nivel de apertura del enfermo... De este modo, hay que descartar de manera sistemática todo lo que suponga imponer algo y lo que no entre dentro de su capacidad de comprensión.

Abordando este ámbito particular de la terapia energética, soy consciente de haber abierto un enorme paréntesis que es asimismo una puerta de entrada a multitud de reflexiones de orden metafísico. No es mi intención tratarlo más en profundidad en estas páginas. Sin embargo, me parece importante mencionar la cuestión ya que tanto terapeutas como pacientes pueden verse ante él y no estar preparados.

3) El desarrollo del chakra frontal

Dentro del marco de floración del *"estado de terapeuta"*, egipcios y esenios tenían costumbre de testarse o de auto-controlarse mediante la observación de su propio chakra frontal. La forma en la que ese chakra les aparecía como visión interior les invitaba a no mentirse a sí mismos y jugaba así el papel de regulador sobre las posibles desviaciones de su personalidad.

El propio Maestro Jesús recomendaba frecuentemente a sus discípulos más próximos, terapeutas o no, el análisis de ese centro, que veía como un indicador de la "transparencia de conciencia".

En la enseñanza que impartía en relación con esto, distinguía tres niveles principales en el desarrollo de su centro frontal (*ajna*). Según sus palabras, correspondía a cada persona saber dónde estaba este en el instante presente, tratando de obtener la visión clara del mismo durante algunos momentos de meditación.

a) Fase 1

En un primer nivel de su desarrollo, el chakra frontal aparece como un anillo dorado entre las cejas cuando ambos ojos están cerrados y se instala en el ser una verdadera relajación.

Este anillo indica un nivel de conciencia todavía demasiado bajo la influencia del mundo emocional, lo que, a decir verdad, no es lo ideal cuando emprendemos la vía de las terapias.

b) Fase 2

El segundo nivel de manifestación del *tercer ojo* se traduce por un bello disco azul. La calidad de ese azul será más o menos intensa, más o menos profunda, en función de la pureza del prana que circula en la red de los nadis.

La aparición de ese disco azul (que también podemos captar en la forma de un punto más o menos grande, cuyo tamaño crece con el tiempo), indica que el ser está en busca de sosiego de su dimensión mental y que comienza a tener la posibilidad de tomar altura en su relación con la multitud de los acontecimientos de la vida.

c) Fase 3

Finalmente, el tercer nivel de expresión del chakra frontal le hace aparecer ante la persona que medita bajo la forma de una luminosa estrella de cinco puntas, sin que sea posible decir si es del color de la luna o del sol.

La cifra cinco que caracteriza esta estrella nos lleva necesariamente a la quintaesencia del ser y habla de una capacidad de comprensión más allá de las contingencias de la materia y del tiempo tal como se les percibía tradicionalmente. Es la razón por la que esta estrella traduce una posibilidad de acceso al universo de las causas, entre otras, a las visiones akáshicas.

El Maestro Jesús enseñaba que existen igualmente fases intermedias en las etapas de desarrollo del chakra frontal, especialmente entre la del disco azul y la de la estrella de cinco puntas. Formas geométricas variadas, incluso "pantallas blancas" pueden surgir una tras otra, persistiendo incluso durante largos períodos de la vida.

Sin embargo, insistía en un punto principal: la manifestación de diferentes grados de resplandor del centro frontal debe excluir todo espíritu de desafío, de competición o de lucha interior. En efecto, sería estúpido decirse: "Solo estoy en este nivel, en tantos meses o en tantos años tengo que haber pasado a otro". Tal estado de espíritu es incompatible con el desarrollo armonioso de la conciencia y las necesidades íntimas de su maduración.

Por otro lado, es esencial comprender que estos niveles de manifestación del centro *ajna* no tienen necesariamente nada que ver con la grandeza del alma del ser, es decir, con su capacidad de amar y de servir a una causa luminosa. De ningún modo son el barómetro de lo que llamamos, a menudo de manera simplista, el "grado de espiritualidad" de una persona. Un centro psíquico puede perfectamente encontrarse frenado en un momento dado de la historia y de la evolución de un ser con el fin de que cultive y ponga después de relieve otras capacidades. No juzguemos, ni nos desanimemos o culpabilicemos, si nuestro sexto chakra no se presenta bajo la forma en la que desearíamos.

Los Anales Akáshicos muestran algunos encuentros entre el Maestro Jesús y sus discípulos próximos durante los que estos Le rogaban que les enseñara las técnicas para el desarrollo del chakra en cuestión... Ello para "leer mejor el alma del otro y en consecuencia ayudarla". Sería falso decir que no se les comunicó ningún método al respecto. Sin embargo, no me detendré en su descripción ya que estos no diferían prácticamente en nada de los que hoy día son accesibles a través de disciplinas como, especialmente, las del *Kriya Yoga*, o yoga de la purificación. Estas se encuentran fácilmente al alcance de todo el que esté interesado.

Prefiero evocar una vez más la raíz misma de la enseñanza del Cristo. Se trata de la llamada total y sin condición a una Presencia de Amor que trasciende todos los aspectos técnicos de la vida y que a menudo aprisionan al ser en su red.

Eso no significa de ningún modo "¡Viva la ignorancia, bienvenido exclusivamente a la intuición!", sino más bien "Demos en definitiva a nuestro Corazón su papel de director de orquesta".

Cada uno de nuestros centro energéticos es comparable a un instrumento de música habilitado para traducir una melodía, no le corresponde imponer su influencia sobre el conjunto de la partitura ni el llevar la batuta del director".

El faraón Akhenatón relató un día a las personas cercanas a él que, durante todos los años de su aprendizaje en los Misterios sagrados, se había imaginado que el sexto chakra debía aparecer al que medita bajo la forma del *ojo de oudjat*, también llamado ojo de Horus. Ignoraba entonces que esa representación Jeroglífica no correspondía a la realidad interior que el iniciado debía encontrar. Extrañamente, todos los sacerdotes que se habían encargado de su formación habían omitido enseñarle con precisión este aspecto, puede ser que pensando que, como futuro señor de Egipto y "divinidad encarnada", poseía de entrada este conocimiento básico. Según el relato de Akhenatón, el asunto estalló a penas una semana antes de su pasaje por una de las iniciaciones principales. La toma de conciencia fue cruel... Y fue aún más cruel debido a que no se atrevió a hablar de ello a sus instructores. Se daba cuenta de que la percepción que hasta entonces había tenido de su tercer ojo no se correspondía con la realidad. Nunca había activado la visión interior de su nivel de apertura personal, sino que había puesto en práctica un mecanismo de visualización programado en sí mismo. Por tanto, durante años había llamado a sí una imagen mental, una especie de símbolo que no tenía nada que ver con una señal proveniente de su propia conciencia.

Ocultando su angustia, el joven príncipe se sometió a la prueba iniciática que le habían preparado sus instructores. Relató que, en la noche total de la gruta en la que le emparedaron durante tres días, algo en él se desató de golpe, permitiéndole superar su temor. Decidió abandonar toda voluntad de percibir la puerta de luz infinita que le prometían en el centro de su cráneo y situarse simplemente en el cristal de su corazón.

Si el amor vivía en él como le habían enseñado, el abandono de todo miedo era su motor absoluto, la puerta de luz tan esperada se manifestaría ahí, bajo la forma que la Divinidad decidiera.

Y según las palabras Akhenatón, eso es lo que ocurrió. Su conciencia conoció una expansión sin igual hasta entonces, propulsándole, a pesar de su corta edad, al umbral de la maestría.

Concluyendo con su relato, el faraón confesó que, incluso tras aquella experiencia fulgurante, no siempre activó la percepción adecuada de su centro frontal ya que no conseguía deshacerse de la huella del *ojo de oudjat*...

"¿Y qué has hecho?" –le preguntó una de las personas de su entorno cercano.

"¡Nada!, no me importa" –respondió con picardía.

TERCERA PARTE

IX

Un aspecto de la herencia egipcia

Observaciones sobre el esquema corporal

1) El cuadrado sagrado

La siguiente información sin duda sorprenderá a más de uno. En efecto, hasta donde sé, no figura en ningún manuscrito catalogado a día de hoy. Y por una buena razón... era trasmitida oralmente. Reflejan un sistema de referencias que, aunque hoy día ha caído en el olvido, hace mucho tiempo demostró su eficacia, razón por la cual sin duda la Memoria akáshica me ha permitido reconstituirlo, al menos en sus grandes líneas.

Este sistema fue estructurado al comienzo del reinado de Amenofis III, padre de Akhenatón, y continuó siendo utilizado durante el reinado de Aï, hasta que el clero de Amón impuso de nuevo su ley y sus principios en todos los ámbitos de la vida.

Revela la existencia de un *cuadrado sagrado*, una especie de esquema corporal que los terapeutas solían tomar como base.

La figura que representa dividía globalmente el cuerpo humano en cuatro zonas determinadas por el encuentro de una línea simbólica vertical y otra horizontal. El punto de intersección de estos dos ejes se situaba a nivel del corazón, haciendo de este el director de orquesta.

Según la concepción de los terapeutas de la época, el equilibrio del ser se construye sobre la fuerza que representa este punto, tanto sobre el plano de la densidad como en el universo de lo sutil.

Por tanto, en virtud de este principio, un tratamiento ideal debía organizarse, si era posible, a partir del corazón y seguir una especie de itinerario que tenía su propia lógica, permitiendo re-armonizar el cuerpo, órgano tras órgano. Este itinerario trazaba sobre el cuerpo una especie de "línea de terapia" que evocaba en su conjunto el trazado de la lemniscata.

En términos más precisos, se iniciaba la onda de curación a partir del centro del pecho, se la hacía descender a la zona derecha del abdomen, se la llevaba después al lado derecho de la caja torácica, se la hacía bajar hasta el lado izquierdo del abdomen, se la llevaba sobre la parte izquierda del pecho, para conducirla finalmente a su punto de partida, el chakra cardiaco.

Tal recorrido vibratorio era seguido por las manos del terapeuta cada vez que el paciente sufría de problemas difíciles de determinar, cuando estaba en un fuerte estado de fatiga o cuando una enfermedad alteraba la sincronía del conjunto de sus sistemas hasta apoderarse de él completamente.

Podemos hablar por tanto de un verdadero protocolo, protocolo que hoy día podríamos pensar aplicar en enfermedades tales como la fibromialgia (fatiga crónica), la esclerosis múltiple o el cáncer. Engloba la totalidad del cuerpo, poniéndolo en relación, órgano tras órgano, con el presente y el pasado, lo alto y lo bajo. Se trata de una realidad multidimensional en la que todos los elementos están estrechamente ligados unos a otros y se expresan tanto en lo concreto como en lo simbólico.

Para asimilarse totalmente, sin duda tiene que ser meditado. En mi opinión, no se trata de aprenderlo de memoria para respetar la información de manera rígida. Este esquema propone ante todo un "método de navegación global" en el del cuerpo humano, así como elementos de referencia sobre los que un terapeuta puede basarse para emprender un tratamiento completo y una reflexión.

Según esta visión del cuerpo humano, cada zona, con los órganos que contiene, habla a su manera de un aspecto del ser y del nivel, o de los niveles, de implantación de su sufrimiento.

Por tanto, tratar una zona más que otra es poner en relación el ser con la dimensión concreta, simbólica y espiritual de esta. Es abrir puertas concretas a una onda de curación. Por otro lado, tratar el conjunto de las cuatro zonas teniendo en cuenta lo que representan significa, según la concepción egipcia, emprender una pacificación global del paciente, disipando las fronteras creadas entre sus diferentes niveles de realidad.

Mundo sutil	Mundo sutil
alma 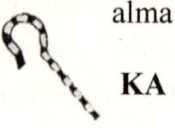 **KA**	alma **LA** 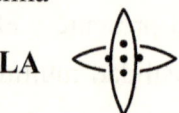
Memoria relacional vinculada al presente. Problemas del alma relacionados con las relaciones de fuerza actuales y futuras con otras personas. Dificultad de un posicionamiento del "Mí".	Memoria afectiva relacionada con el "pasado anterior". Problemas del alma relacionados con los recuerdos afectivos. Dificultad de una conexión con el "Sí" y con nuestro origen.
cuerpo 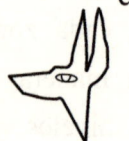 **BA**	cuerpo **TA**
Memoria corporal relacionada con el presente y el futuro. Problemas del cuerpo vinculados a las relaciones de fuerza actuales con otras personas.	Memoria corporal relacionada con el "pasado anterior". Problemas del cuerpo debidos al bagaje kármico, al nacimiento y al temor del peso del pasado.
Materia densa	Materia densa

Como puede observarse, cada una de las zonas definidas por la cruz es sostenida por un gran símbolo que evoca uno de los cuatro reinos de la naturaleza: mineral, vegetal, animal y humano. Estos cuatro símbolos están en conexión con un arquetipo y con una corriente de curación específica. Los sacerdotes-terapeutas los visualizaban según la parte del cuerpo tratada, es decir, según el nivel del ser que buscaban alcanzar.

El chacal está en relación con la parte inferior derecha del cuerpo, el báculo de poder con la parte superior derecha, la concha (de una amonita), se refiere a la zona inferior izquierda, y la flor de hibisco está relacionada con toda la región torácica izquierda.

Las sílabas que figuran al lado de cada uno de los símbolos eran pronunciadas interiormente de manera repetitiva, como un breve mantra, durante cada fase de visualización.

El sol central que ilumina y ordena el esquema representa evidentemente lo Increado, la Fuente de toda vida, el germen divino que anima al ser.

Al final del tratamiento, el terapeuta colocaba la mano durante un tiempo en el chakra del corazón para anclar en él la corriente de curación aplicada e impregnar con ella el átomo germen, es decir, la memoria profunda del enfermo, su "base de datos central", según la expresión que utilizaríamos hoy.

En esa fase precisa de la terapia, era habitual que el sacerdote recitara interiormente su propia oración personal. Cada terapeuta debía inventarse una oración de curación, una especie de invocación que se reservaba para sí y que tenía por misión dinamizar finalmente todo el trabajo de curación realizado. Hay que señalar que esta oración debía incluir un agradecimiento dirigido a la

Fuente de toda vida ya que, en definitiva, es ella la que actúa.

2) El punto de vida

Esta noción de átomo-germen formaba parte de manera especial del conocimiento y la práctica egipcia. Le daban el nombre de *punto de vida*.

De una manera que hoy día podría parecernos simplista, pensaban que el ser humano era capaz de "pensar" a partir de cualquier zona vital de su cuerpo, tal como el intestino, el hígado o el estómago, por ejemplo. Situaban el corazón en el centro de esta concepción y le consideraban la sede de un pensamiento específico, así como la puerta de acceso a una memoria vinculada a los orígenes del hombre. Por tanto, dejar hablar al corazón, remitirse a sus conocimientos profundos, no era para ellos una actitud ligada a una intuición imprecisa ni a un estado afectivo pasajero. Era conectarse a la suma de experiencias pasadas así como a sus consecuencias imprimidas en el cuerpo hasta el momento.

Por tanto, ese punto de vida o átomo germen, se encontraba en el centro de las preocupaciones del terapeuta durante cada terapia que dispensaba. Era a él al que se esperaba "alcanzar", limpiar, si se sentía que era necesario, y "cargar" de una memoria constructiva.

Aunque eran conscientes de que la realidad de ese punto era de naturaleza sutil, etérica y astral, los terapeutas pensaban que tenía su contraparte exacta en la materia densa del cuerpo, de ahí su convicción de que existía un verdadero "cerebro" dotado de memoria en el corazón.

Por otro lado, tradicionalmente se enseñaba a los estudiantes que ese punto preciso se componía de cuarenta cristales que, como puertas de diamante, resumían al ser en su totalidad y daban acceso a sus profundidades, pasado, presente y futuro unidos.

Podría decirse que todo eso no es más que algo abstracto, pero sería olvidar que cualquier cirujano cardiovascular sabe hoy día que existe un punto extremadamente preciso que obligatoriamente debe evitar durante una operación a corazón abierto.

Si ese punto es tocado, provoca instantáneamente la muerte del enfermo, como si se le seccionara el cordón umbilical que une su alma a su cuerpo, como si se tocara *algo* tan elevado y sagrado en él que su realidad corporal no soportaría el impacto vibratorio.

Pero lo más sorprendente de todo ello es que el Instituto americano *Hearmath* ha descubierto la existencia de una verdadera "zona cerebral" en el corazón. Este punto, ínfimo, estaría constituido por alrededor de cuarenta mil células. Es de él de donde vendría la activación del ritmo cardiaco cuando el embrión humano está formándose en el vientre materno, antes incluso de que se forme el cerebro.

¿Cómo no pensar en hacer una comparación entre esta "mini-zona nerviosa", de donde nacería el impulso de vida, con el "punto-vida" tradicional egipcio? Igualmente, ¿cómo no comparar los cuarenta cristales de los sacerdotes terapeutas y las cuarenta mil células del punto vital descubiertas recientemente?

3) Los símbolos de armonización

a) La visualización

Por tanto, en el marco de una terapia global en relación con una enfermedad grave o con un trastorno profundo del ser, los antiguos terapeutas esperaban, antes que cualquier otra cosa, poder actuar dejando una huella profunda en el seno mismo del átomo germen o punto-vida. Para hacerlo, más allá de lo que transmitían a través de sus manos, otorgaban una importancia nada desdeñable a los símbolos de armonización asociados a las cuatro grandes zonas del cuerpo, tal como se han descrito anteriormente. Para poder esperar reproducir hoy los efectos no basta con decir que les visualizaban interiormente, hay que saber cómo se practicaban las visualizaciones.

En primer lugar, los terapeutas tomaban lentamente tres o cuatro profundas inspiraciones, bizqueando a la vez los ojos interiormente para estimular la zona del chakra frontal. Relajaban después la presión entre ambos ojos y comenzaban a continuación una prolongada apnea, con los pulmones llenos. Soltaban el aire por la nariz haciendo que frotara las fosas nasales y finalmente dejan venir a sí, con los cerrados, tras los párpados, la imagen del símbolo llamado. La noción de "dejar venir" era esencial en la concepción que tenían de la visualización ya que para ellos no se trataba en absoluto de un trabajo de voluntad. La imagen buscada debía emerger interiormente, sin la más mínima tensión, como si ascendiera progresivamente de las profundidades de un lago hasta la superficie del mismo.

Los Egipcios contemporáneos de Akhenatón

terminaban generalmente sus prácticas de visualización elevando su conciencia a la cima de su cráneo mientras que su mano se situaba durante un tiempo sobre el centro cardiaco del paciente.

Una vez que su conciencia se situaba a nivel de su séptimo chakra, llamaban la imagen de una mano de luz que venía a posarse sobre este. Llegaban a sentir la caricia en un estado de apertura y de comunión en el que la onda se prolongaba a través de su cuerpo, su brazo, y finalmente, a través de su mano hasta el corazón del enfermo para alcanzar el punto-vida.

b) Los órganos

Del mismo modo que asociaban un símbolo a cada una de las cuatro grandes zonas del cuerpo, los sacerdotes-terapeutas del Egipto de Akhenatón unían igualmente cada órgano a una imagen que tenía valor de arquetipo.

Cuando curaban un órgano concreto del cuerpo, y fuera cual fuera el trastorno que este sufriera, no era extraño que utilizaran interiormente esa imagen como palanca de acción suplementaria para la curación.

Personalmente, aconsejo solo aplicar esta forma de actuar cuando ya se esté perfectamente familiarizado con todas las prácticas de imposición de manos tal como se han descrito, es decir, cuando estas se realicen con toda fluidez.

Esta recomendación es esencial, ya que no respetarla llevaría a una sobrecarga o a una saturación del mental del terapeuta durante las terapias dispensadas. Por otro lado, la misma recomendación ya se hacía hace tres mil quinientos años...

He aquí los símbolos más comúnmente utilizados. Algunos se refieren a jeroglíficos mientras que otros solo lo parecen.

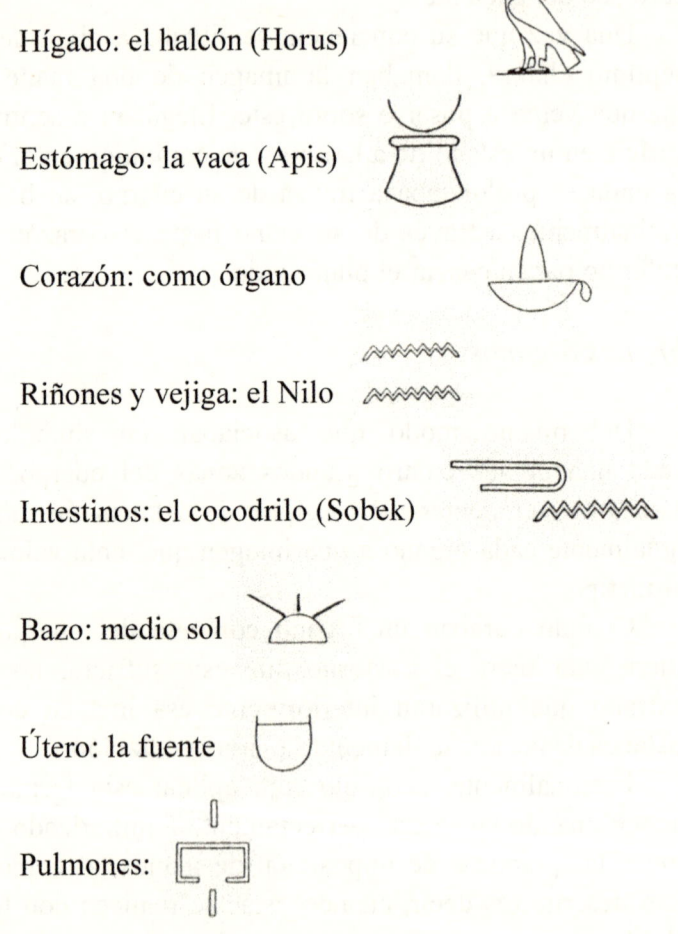

Hígado: el halcón (Horus)

Estómago: la vaca (Apis)

Corazón: como órgano

Riñones y vejiga: el Nilo

Intestinos: el cocodrilo (Sobek)

Bazo: medio sol

Útero: la fuente

Pulmones:

4) La evolución de conciencia

Tal como lo he señalado anteriormente (capítulo V, 4), la evolución de conciencia del enfermo se situaba en el centro de las preocupaciones del terapeuta, tanto en los esenios como en los egipcios. La curación del cuerpo solo podía ser completa si el alma entraba en una mutación que fuera necesaria para ella, es decir, si la enfermedad había purificado y desbrozado de manera suficiente al ser desde dentro. El terapeuta empleaba toda ocasión disponible para modificar lo que hoy día se ha dado en llamar el "nivel vibratorio" de la persona... si esta se mostraba consciente de que debía operarse una metamorfosis en sí misma.

Desde este punto de vista, se otorgaba una especial importancia a la limpieza de los canales energéticos, para permitir circular cada vez más libremente la fuerza vital concentrada en la base de la columna vertebral.

Si abordo este tema de nuevo en este libro es para proporcionar algunos elementos de comprensión suplementarios sobre la concepción que los Antiguos tenían de lo que hoy llamamos la ascensión de la Kundalini.

Como en la concepción oriental, los terapeutas egipcios y esenios hablaban de un triple canal sutil que permitía al "Fuego de Vida" realizar una ascensión a lo largo de la columna vertebral. Hablaban del principio que era la fusión de los canales derecho e izquierdo situados a cada lado del eje dorsal, que permitía al canal central dilatarse para que la Fuerza se desenroscara totalmente, con toda su potencia, desde la base del ser a su vértice.

El canal izquierdo (*Ida* en sánscrito) estaba recorrido según ellos por un soplo (*apana*). Este soplo era comparado a la lluvia, es decir, a una fuerza que iba desde lo alto hacia lo bajo.

El canal derecho (*Pingala*) se asimilaba al rocío. Su soplo (*prana*) era percibido como dirigiéndose desde lo bajo hacia lo alto, es decir, análogamente, ofreciendo humedad desde el suelo al cielo.

Egipcios y esenios afirmaban que *apana* y *prana* se estimulaban uno a otro y alimentaban un motor energético. Hoy día podríamos compararlo al principio de la batería con sus dos polos.

Estimaban que en una persona que hoy llamaríamos "primaria", ambos canales, *Ida* y *Pingala*, se parecerían simplemente a dos ejes verticales situados a un lado y otro del canal central (*Sushumna*), todavía embrionario, de la Kundalini.

Según ellos, solo con la elevación progresiva de la conciencia *Ida* y *Pingala* comienzan a ondularse bajo la acción estimuladora de *apana* y de *prana*. A lo largo de las vidas, la ondulación se vuelve tal que ambos ejes terminan por entrecruzarse y crear el esquema ideal que encontramos en todas las láminas tradicionales de anatomía sutil. Cuando el entrecruzamiento se vuelve efectivo, el canal central (*Sushumna*), hasta ese momento casi inexistente, comienza a expandirse y a activarse para constituir el camino ideal de ascenso de la Kundalini. Dilatados al máximo, finalmente parecen formar nada más que uno.

De manera análoga, es el mismo principio el que se pone en marcha cuando se controlan algunos cantos tibetanos: dos columnas de aire, una ascendente y otra descendente, se cruzan en la parte posterior de la garganta de los lamas, permitiendo que se emita un sonido ininterrumpido durante un amplio lapso de tiempo.

Es evidente que cuando una persona llega a la fusión, y por tanto, al despliegue armonioso del triple fuego de la Kundalini, logra la salud global de su ser. Esto no significa que en su vida encarnada la persona en cuestión nunca más vaya a ser alcanzada por la más mínima dificultad, ya que la materia densa impone obligatoriamente ciertas restricciones, pero sí significa que los obstáculos encontrados serán sublimados, dominados y utilizados con fines constructivos en el marco de una *misión de Servicio*. El ser se convierte entonces en una verdadera batería universal, reconciliando en una sola fuerza de pacificación lo más y lo menos, lo solar y lo lunar, el fuego y el agua, lo masculino y lo femenino.

Este es el estado de la maestría total. El ser alcanza el estado de realización crístico o búdico. Eso no implica de ningún modo que tenga que jugar el papel de un cristo o de un buda desde el punto de vista histórico, sino que deja de estar sometida al ciclo de las reencarnaciones.

Es desde este punto de vista desde el que los grandes enviados como el Maestro Jesús y el faraón Akhenatón enseñaban los principios de la salud. Para ellos, estar sano no significaba solo gozar de un cuerpo en buenas condiciones. Era no esconder "bombas de efecto retardado" en el fondo de uno mismo, ni nutrir nada perverso en los sótanos y los graneros del corazón. Era tener el cuerpo, el alma y el espíritu "superponibles" sin la menor disonancia. Era ser, simple y alegremente, uno con el Uno.

Ojalá este manual de vivos recuerdos inspire a ello en nuestro Presente…

NOTA del AUTOR

Para las personas que deseen estudiar en profundidad la práctica de las terapias energéticas egipcio-esenias presentadas en este libro, pueden ponerse en contacto con :

Joaquim Marzo
joaquim@esseniens.com
info@esenia.es
www.esenia.es
(+34) 608 23 48 47

Sobre cursos, seminarios, novedades y noticias de **Daniel Meurois:**

[w] www.istharlunasol.com
[c] info@istharlunasol.com
[t] +34 696 575 444

EDICIONES
Isthar Luna-Sol

«Libros, Cursos y Eventos con Estrella»

Índice

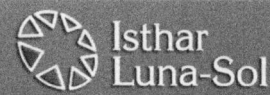 Isthar
Luna-Sol

« Libros con Estrella »

DANIEL MEUROIS &
MARIE JOHANNE CROTEAU

El Gran Libro
de las
Terapias Esenias y Egipcias

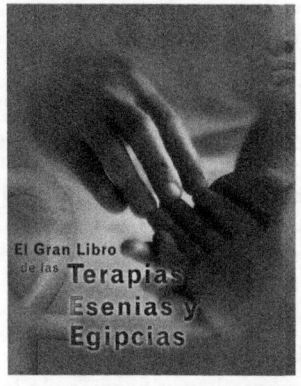

Los esenios, igual que los antiguos egipcios, fueron unos
maestros en el arte de las terapias energéticas.
Este libro, que representa la quintaesencia de muchos años
de investigaciones y de prácticas, pone hoy a disposición del
público el conjunto más completo que existe de sus técnicas y
de sus percepciones de la anatomía sutil del ser humano.
Todos aquellos que se interesan por la salud y el equilibrio
armonioso del ser, apreciarán su lado apasionante y formador
tanto a nivel de los horizontes que abre, como por su lado
concreto y la filosofía reconciliadora que desprende.

**"El Gran libro de las Terapias Esenias y Egipcias" es a
partir de ahora una obra de referencia incuestionable...**

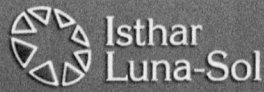

Isthar
Luna-Sol   « Libros con Estrella »

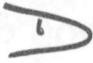 ## Daniel Meurois

El Secreto de Asís
Francisco de los pájaros, Clara y el Sol

Este libro no es, un relato más, entre la multitud de los que se han consagrado a Francisco de Asís...
Es más bien una inmersión total en su alma, y en el corazón del misterio que le alimentó. Un testimonio que nos reenvía a nuestros interrogantes de hoy... un libro que osa decir... una mirada que "sacude" la vida... recordándonos su belleza.

Las Primeras Enseñanzas del Cristo
...a la búsqueda de Aquel que lo cambió todo

Este libro, que nos presenta al Maestro Jesús en su contexto diario y en su intimidad al lado de sus discípulos cercanos —mujeres y hombres— constituye una base de datos única y una importante herramienta de reflexión... una llamada a la verdad.

El Método del Maestro
Ocho ejercicios para la purificación de los chakras.

Más allá de la Enseñanza que el Maestro Jesús dispensó a sus apóstoles y a la multitud de aquellos que venían a escucharle, existía otra distinta, mucho más discreta, que consagró a un circulo restringido de discípulos.

...Una semilla que pide ser plantada.

Visto desde Arriba
Una cita muy particular...

Audaz diario de la conversación con un ser Invisible muy atento a nosotros y nuestras preguntas. Manejando el humor, la sabiduría y el sentido común, la Presencia amiga se expresa en el curso de una apasionante entrevista llevada a cabo por el autor con el fin de desbrozar y simplificar una serie de nociones a menudo confusas en nuestras mentes en busca de la verdad.

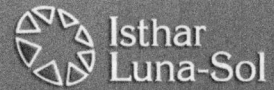

 Daniel Meurois

Lo que Ellos me dijeron
...mensajes recibidos y recopilados

Estos mensajes, durante mucho tiempo mantenidos en la discreción, pueden clasificarse en 2 categorías: Aquellos que son de naturaleza puramente espiritual y los que constituyen consejos de vida.

Aquí se encontraran, entre otros, a los Maestros de Sabiduría de la Fraternidad de Shambhalla: El Morya, Khut Humi y El Tibetano Djwal Khul.

Que puedan estas páginas, que ofrecen toda la riqueza de un verdadero documento, ayudar a cada uno a un mejor conocimiento de sí... en un espíritu de servicio a la Vida.

Cómo Dios se hizo Dios
Una biografía colectiva. De la Célula al Sol

El Testamento de las Tres Marías
Tres mujeres... tres iniciaciones

Relatos de un viajero por el mundo astral
El cuerpo fuera del cuerpo

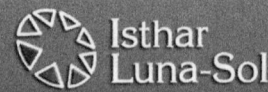
Chantal Dumont

Pasaje hacia una nueva mirada
La Iniciación en lo cotidiano
Enseñanzas del Maestro El Morya

En este libro, El Morya nos enseña cómo manejar nuestro día a día frente al miedo, la cólera, la tristeza, el juicio de los demás, las críticas, la duda, el dolor, la enfermedad o ante una situación difícil para la que no parece haber ninguna salida.

En otro tiempo, la iniciación se daba en escuelas secretas reservadas a seres privilegiados, hoy día es necesario en la vida cotidiana de cada persona que desea verdaderamente despertar a Sí misma y contribuir así a mejorar las condiciones de vida en el mundo.

La iniciación surge en los acontecimientos de todos los días y se revela a aquél que elige verla con la mirada de EL QUE AMA en sí. Por tanto, ya no es necesario buscar o encontrar la paz interior, el amor o la libertad, únicamente hay que reconocer que todo está ya aquí, en nosotros. El Pasaje del que se trata es el retorno a nuestra verdadera identidad.

Mediante ejercicios sencillos y a través de un cambio de mirada, el Maestro El Morya nos invita a hacer este Pasaje que conduce al centro de la Presencia en nosotros, despierta, libre y condescendiente.

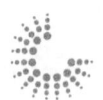

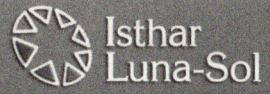

Isthar
Luna-Sol

« Libros con Estrella »

I Iván Paíno

Geometría Sagrada
de la Gran Pirámide

Estrella Octaédrica de Luz
La Estrella de David decodificada

¿Qué conocemos verdaderamente acerca de ésta asombrosa estructura? ¿Por qué hemos contemplado únicamente su cuerpo físico? ¿Cómo es su cuerpo multidimensional? ¿No es cierto que todo lo que existe en el Universo se sustenta gracias a un equilibrio entre lo masculino y lo femenino? Tiene entre sus manos la primera publicación científica sobre la Geometría Sagrada de la denominada Gran Pirámide de Guiza.

Tras más de 2 años de investigación, innumerables horas de labor y varios viajes a Egipto y Etiopía, Iván Paíno nos invita en esta obra a través de numerosas ilustraciones, imágenes y datos precisos, a observar con detenimiento más allá de la limitada percepción física para hallar el Conocimiento.

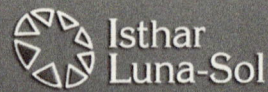

Isthar Luna-Sol « Libros con Estrella »

Laila del Monte

Comunicarse con los Animales

Comunicarse telepáticamente con los animales es algo natural. Es una relación sencilla y auténtica. Laila del Monte nos abre horizontes insospechados sobre la vida interior de los animales. Nos invita a reconsiderar nuestra relación con ellos y así a respetarlos y amarlos aún más.

Con amor y honestidad, nos explica cómo consigue entrar en comunicación sutil con los animales. No es necesario ningún método misterioso ni procedimiento mágico, basta con reconectarse a nuestra intuición profunda para restablecer el vínculo.

La autenticidad del saber de Laila del Monte crea en nosotros el deseo de emprender ese camino hacia el animal y por añadidura, hacia nosotros mismos.

Este libro será para unos la confirmación de lo que saben o intuyen, para otros una toma de conciencia que no les dejará indiferentes, pero en cualquier caso... una nueva comprensión y visión en la relación con los animales es necesaria.

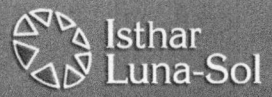
PATRICIA CORI

Diálogos con los Hijos de las Estrellas
...el alma buscando en el Universo

¿Qué dimensiones nos esperan más allá del continuo espacio-tiempo? ¿Qué nos ocurrirá a medida que nos aproximamos al punto de ascensión? ¿Sentiremos dolor físico en el proceso de ascensión?

Este libro aborda estas preguntas y muchas otras acerca de las conexiones entre temas aparentemente dispares; nuestro cambio de conciencia y los actuales cambios de la Tierra en forma de calentamiento global y terremotos catastróficos; el misterioso mundo interior de Agharta; y la importancia de visitar lugares sagrados, como la Gran Pirámide, para recibir mensajes celestiales. Como siempre, el mensaje de los Portavoces es claro: *Liberad vuestro miedo sobre lo que está por venir, ya que estamos a punto de experimentar una gloriosa transformación de conciencia*. Lo que nos espera es una radiante nueva era de verdad, luz y belleza.

EDICIONES
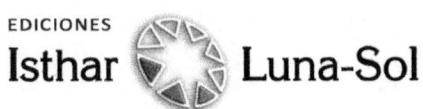
Isthar Luna-Sol

«Libros, Cursos y Eventos con Estrella»

+info, novedades y noticias en:
[w] www.istharlunasol.com
[c] info@istharlunasol.com
[t] +34 696 575 444